为健康 "**骨**" 劲

骨科120丛书

总顾问 刘昌胜　张英泽　戴尅戎

总主编 苏佳灿

U0257681

骨折

120问 ✚

主编 ◎ 陈晓　沈浩　胡衍

上海大学出版社

图书在版编目（CIP）数据

骨折120问／陈晓，沈浩，胡衍主编.--上海：上海大学出版社，2024.7.--（为健康"骨"劲／苏佳灿总主编）.--ISBN 978-7-5671-5009-6

Ⅰ.R683-44

中国国家版本馆CIP数据核字第2024W8Y254号

责任编辑　陈　露

助理编辑　张淑娜

封面设计　缪炎栩

技术编辑　金　鑫　钱宇坤

为健康"骨"劲

骨折120问

陈　晓　沈　浩　胡　衍　主编

上海大学出版社出版发行

（上海市上大路99号　邮政编码200444）

（https://www.shupress.cn　发行热线021-66135112）

出版人　戴骏豪

*

南京展望文化发展有限公司排版

上海颛辉印刷厂有限公司印刷　　各地新华书店经销

开本890mm×1240mm　1/32　印张4.25　字数85千

2024年8月第1版　2024年8月第1次印刷

ISBN 978-7-5671-5009-6/R·62　定价　58.00元

本书编委会

主　编　陈　晓　沈　浩　胡　衍

编　委（按姓氏笔画排序）

王光超（上海交通大学医学院附属新华医院）

王思成（上海中冶医院）

李祖浩（上海交通大学医学院附属新华医院）

沈　浩（上海交通大学医学院附属新华医院）

张　涛（海军军医大学第一附属医院）

张　浩（上海交通大学医学院附属新华医院）

张元维（上海交通大学医学院附属新华医院）

陈　晓（上海交通大学医学院附属新华医院）

胡　衍（上海交通大学医学院附属新华医院）

曹烈虎（上海市宝山区罗店医院）

盛世豪（上海交通大学医学院附属新华医院）

崔　进（海军军医大学第一附属医院）

序　言

　　"岁寒，然后知松柏之后凋也。"意为一个人的节操与品行，只有在困境中才能显现。而我等从医者，正是立志守护人身之"松柏"——强健的骨骼。

　　骨为身之干，支撑起生命的屹立不倒。然世间疾病千奇百怪，骨疾尤为凶险。有如暗夜突袭的骨折创伤，似无声蚕食的骨质疏松，或如幽灵般游走的骨肿瘤……无不考验着骨科医者的智慧与经验。

　　本丛书以"强骨"为宗旨，撷取骨科领域精华，解答患者关切。自创伤骨科到关节外科，从脊柱到四肢，举凡骨科疑难疑点，图文并茂，一一道来。寓医理于浅言，蕴经验于问答。言简意赅却包罗万象，通俗晓畅而雅俗共赏。

　　本丛书共21个分册，涵盖骨科所有常见疾病，是目前国内最系统、最全面的骨科疾病科普系列丛书。从骨折、骨不连等常见创伤，到骨性关节炎、骨质疏松等慢性病，从关节镜微创技术到修复重建难题，从骨科护理常识到康复指导，可谓全方位、多角度、立体化地解答骨科常见疾病诊疗问题。120问的内容设计，聚焦读者最迫切的疑惑，直击骨科就诊最本质的需求，力求读者短时间内获取最实用的知识。这是一系列服务骨科医患共同的工具书，更是一座沟通医患的桥梁。

"岁月不居，时节如流。"随着人口老龄化加剧，骨科疾病频发。提高全民骨健康意识，普及骨科养生保健知识，已刻不容缓。我们坚信，树立正确观念，传播科学知识，能唤起公众对骨骼健康的关注，进而主动规避骨病风险。这正是本丛书的价值所在，亦是编写初衷。

让我们携手共筑健康之骨，守望生命之本，用"仁心仁术"抒写"岁寒不凋"的医者丰碑，用执着坚守诠释"松柏常青"的"仁爱仁医"。

"博观而约取，厚积而薄发"，愿本丛书成为广大读者的良师益友，为患者带去希望，为医者增添助力。让我们共同守护人体这座最宏伟的"建筑"，让健康的骨骼撑起每一个生命的风帆，乘风破浪，奋勇前行！

总主编 苏佳灿

2024 年 7 月

前　言

　　在我们的日常生活中,骨折是一种常见的伤害,它可能因一次意外的摔倒、体育活动中的冲击,或者其他外力作用而发生。骨折不仅给患者带来身体上的痛苦,还可能对其日常生活和工作造成重大影响。因此,了解骨折的基础知识,识别常见症状,以及掌握正确的治疗和康复方法显得尤为重要。

　　本书旨在为读者提供一个全面的骨折相关知识框架,包括从骨折的基本类型、常见的症状和诊断方法,到治疗过程中的注意事项及康复技巧。

　　骨折可能引发的症状包括局部疼痛、肿胀、变形和活动受限等。正确识别这些症状,并及时寻求医疗帮助,对于预防骨折带来的进一步损伤和并发症至关重要。治疗方法根据骨折的类型和严重程度而异,可能包括闭合复位、石膏固定等。

　　在治疗过程中,患者需注意避免对受伤部位的进一步伤害,合理安排康复锻炼,并遵循医生的建议,以促进骨折愈合。此外,本书还将介绍一些生活中的小技巧和预防措施,帮助读者在日常生活中减少骨折发生的风险。

　　我们汇集了一批医学专家和康复医师的智慧和经验,通过问答的形式，提供了关于骨折治疗和康复过程中常见问题的解答。无论您是医疗专业人士寻求进一步的专科学习，还是普通读者希望获得关于骨折预防和康复的实用建议，本书都将是您宝贵的资源。

在探索骨折的治疗与康复之旅中，我们期待与您一同发现，如何通过科学的治疗方法和合理的康复计划，恢复健康，重返日常生活。我们感谢每一位为本书的编写提供帮助的人，包括那些默默付出的医护人员以及所有贡献了宝贵知识的专家和学者。

感谢您选择本书作为您了解骨折及其治疗的指南。我们希望它能为您提供帮助，让您在面对骨折时，能够更加自信地应对，快速步入康复之路。

编　者

2024 年 6 月

目录

第一篇 骨折的基本知识

第二篇　骨折的临床表现与诊断

第三篇　骨折治疗的方法与原则

第四篇　手术治疗

第五篇　围术期

第六篇　术后注意事项

第七篇　骨折恢复及康复措施

第八篇　骨折患者日常注意事项

第一篇
骨折的基本知识

1 全身骨骼有哪些?

　　成人全身有 206 块骨,它们共同构成了人体的骨骼系统,形成了一个坚固的支架,支撑着我们的身体并保护内脏器官。这些骨头按照部位分为颅骨、躯干骨和四肢骨。躯干骨包括胸部和腹部的主要骨骼,四肢骨包括上肢和下肢的主要骨骼,下面我们根据这些骨骼的位置来依次介绍。

　　颅骨包括脑颅骨和面颅骨,共有 23 块骨头,构成了颅颌部的结构。头颅骨保护着我们的大脑,而面颅骨则组成了面部轮廓。接着是颈部,共有 7 块颈椎,构成了颈部的支柱,它们使我们能够转动头部和保持头部的稳定。在胸部,我们有 12 块胸椎,它们位于胸后方,与 12 对肋骨连接在胸椎上,形成了胸廓,它们保护着心脏和肺部。在腰部,有 5 块腰椎,它们支撑着躯干和上半身的重量。

　　上肢骨包括锁骨、肩胛骨、肱骨、尺骨、桡骨(在手臂)、掌骨(在手掌)以及指骨(在手指)等,它们使我们能够进行各种上肢动作,如抓握、拿取等。下肢骨包括髂骨、坐骨、耻骨、股骨、胫骨、腓骨（在腿部）、距骨、跟骨、跖骨（在脚部）及趾骨（在脚趾）等，它们支撑着我们的体重，使我们能够行走、跑步和进行其他各种运动。

这些骨头共同构成了坚固的骨架，为我们的生活和活动提供了必要的支持和保护。每一块骨头都具有独特的结构和功能，共同协作使得我们的身体能够正常运作。

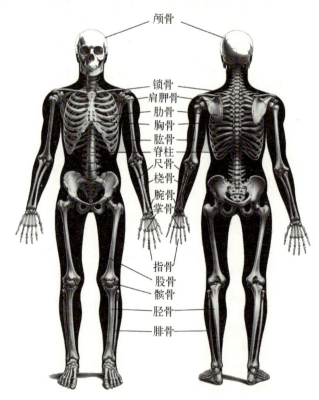

全身骨骼概览

2 骨骼之间怎么连结?

　　2块或2块以上骨骼之间的连结称为关节。关节一般由相邻接的两骨相对形成,如有3块以上的骨参与构成的,叫作复合关节。构成关节的两骨相对的骨面上,被覆以软骨,形成关节面。周围包以结缔组织的被囊——关节囊,囊腔内含有少量滑液。构成关节两骨的相对面叫作关节面,一般是一凸一凹互相适应。关节面存在着软骨,使关节头和关节窝的形态更为适应,其表面光滑。关节面之间有少许滑液,故使运动更加灵活,并且由于软骨具有弹性,因而可承受负荷和减缓震荡。关节的构成还包括一些辅助结构,如韧带、关节盘等。韧带由致密结缔组织构成,呈扁带状、圆束状或膜状,多与关节囊相连,形成关节囊局部特别增厚的部分,有的则独立存在。韧带的主要功能是限制关节的运动幅度,增强关节的稳固性,也为肌肉或肌腱提供附着点。此外,尚有一些韧带位于关节囊内,叫作囊内韧带,如股骨头圆韧带、膝交叉韧带等,它们的周围都围以滑膜层。一些关节的关节腔内生有纤维软骨板,叫作关节盘。关节盘的周缘附着于关节囊,将关节腔分隔为两个部分。它的作用是使关节头和关节窝更加适配,关节运动可分别在两个腔进行,从而增加了运动的灵活性和多样性。此外,关节盘还具有缓冲震荡的作用。膝关节内的关节盘不完整,是两片半月形的软骨片,叫作半月板,其功能与关节盘相似。

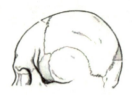

纤维连结(骨缝)

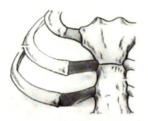

软骨连结(纤维软骨联合)

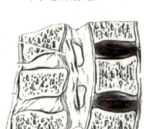

纤维连结(韧带连接)

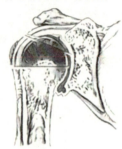

滑膜关节

骨连接的形式

 骨骼有哪些正常的生理功能?

  骨骼在人体内起着重要的生理功能,有保护、支持、运动、造血、代谢等。骨骼如同一个框架,保护着人体重要的脏器,使其尽可能地避免外力的干扰和损伤,如颅骨保护着大脑组织,脊柱和肋骨保护着心脏、肺,骨盆保护着膀胱、子宫等。没有骨骼的保护,外来的冲击很容易使内脏器官受损伤。人体不同的骨骼通过关节、肌肉、韧带等组织连成一个整体,对身体起支撑作用。假如人类没有骨骼,那只能是瘫在地上的一堆软组织,不可能站立,更不能行走。同时骨骼与肌肉、肌腱、韧带等组织协同,共同完成人的运动功能。骨骼提供运动所必需的支撑,肌肉、肌腱提供运动的动力,韧带的作用是保持骨骼的稳定性,使运动得以连续地进行下去。因此,我们说骨骼是运动的基础。骨骼在人的幼年时期,骨髓腔内含有大量的造血细胞,这些细胞参与血液的形成。人到成年后,部分骨松质内仍存在具有造血功能的红骨髓,如长骨的骨髓腔和骨松质的空隙,骨髓通过造血作用制造血细胞,有红细胞、血小板、白细胞等。骨骼中含有大量的钙、磷等无机物及有机物,是体内矿物质(无机盐)代谢的参与者和调节者。骨骼还参与人体内分泌的调节,影响体内激素的分泌和代谢,还与体内电解质平衡有关。大部分的骨骼或多或少可以执行上述的所有功能,但是有些骨骼只负责其中几项。

骨骼在人体活动时有什么特点?

骨骼在人体内起着坚强的支撑作用。当人体保持静止时,如站立、坐姿,骨骼之间保持相对静止,支撑身体,保持一定的姿势;而当人体运动时,其实并非骨骼在运动,而是两块骨骼之间的肌肉收缩。我们可以将骨骼比作一根杠杆,肌肉为杠杆一侧的施力点,骨骼之间的关节则可看作是杠杆的支点,骨骼绕着支点(关节)在活动。当然,骨骼的活动除了绕着支点做杠杆运动外,还可以做旋转运动,进一步加大人体的活动范围。

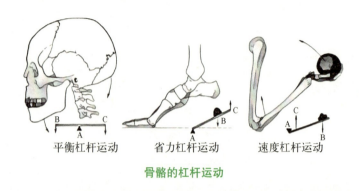

平衡杠杆运动　　省力杠杆运动　　速度杠杆运动

骨骼的杠杆运动

5 骨骼与骨骼周围的肌肉、神经、血管、韧带有什么关系?

　　肌肉的两端附着在 2 块或 2 块以上的骨上,作为动力的来源,当肌肉收缩或舒张时,连带着骨骼进行活动。人体的运动大致可分为屈伸、内收、外展及旋转运动,因此,每一块骨头为了满足以上活动的需要,均附着着大量的肌肉。同时,为了使关节活动能够稳定进行,2 块骨头间一般均存在一定的韧带连结。韧带作为肌肉与骨骼、肌肉与关节缔结的桥梁,可防止运动的过度形变并具有一定的扭曲耐受,可以理解为复杂杠杆中的加强缓冲构件,保证其稳定性。而神经主要传达身体的运动和感觉指令,血管则负责供应肌肉、骨骼的氧气、能量等,因此人体的神经、血管一般在肌肉之间,可以受到保护,当然一些比较表浅的血管、神经,则容易受到伤害。骨骼、肌肉、韧带、神经、血管总是相互伴行,但肌肉、韧带、神经、血管相对于骨骼来说,硬度明显不一样,因此称为软组织。当发生骨折时,骨折周围必定存在软组织的损伤。根据骨折的部位,可能损伤到不同类型的软组织。

 什么是骨折?

骨折是骨或骨小梁的完整性或连续性受到破坏所引起的,以疼痛、肿胀、青紫、功能障碍、畸形、骨擦音、骨擦感等为主要表现的疾病。骨折是由于外伤或内伤等原因,致使骨质部分或完全地断裂,基本上都是意外伤害造成的。

 骨折怎么分类?

按照不同的分类标准,骨折可以分成不同的类别。如按照稳定性,可以分为稳定性骨折和不稳定性骨折;按照骨折的同时有没有伤口,可以分为开放性骨折和闭合性骨折;按照骨折的程度,可以分为完全性骨折和不完全性骨折;按照解剖部位,可分为脊柱的椎体骨折、附件骨折、长骨的骨干骨折、骨骺分离、干骺端骨折、关节内骨折等;按照骨折前骨组织是否正常,分为外伤性骨折和病理性骨折;按照骨折形态,可以分为裂纹骨折、青枝骨折、斜形骨折、横形骨折、粉碎性骨折、螺旋形骨折及压缩性骨折等;另外,如果根据骨折后的时间,可以分为新鲜骨折和陈旧性骨折。

　　骨折分类与选择治疗方法、治疗时间十分密切。例如，由于儿童和青少年的骨质韧性较大，受到外伤后常常发生青枝骨折，该骨折只需要牵引复位，然后石膏固定，就可以愈合得非常好；而斜形骨折是不稳定性骨折的一种，即使手法复位满意后行石膏外固定，也难以保持良好的复位，通常不到 1 周时间就会发生移位，导致畸形愈合。再如陈旧性骨折，指伤后 3 周以上的骨折，特别是儿童肘部骨折，超过 10 天就很难整复。

8 什么是开放性骨折?

　　当骨折发生时，断裂的骨头通过伤口暴露在身体外，俗话说就是骨头戳出来了，即为开放性骨折。然而有些时候对于开放性骨折的判断比较困难，如伤口比较小，骨折断端可能在受伤瞬间通过伤口暴露在体外后，又因为活动，再次回到体内，这种情况仍然属于开放性骨折，但是需要医生根据临床经验进一步判断。开放性骨折是创伤骨科的常见病、多发病，随着现代化高速交通工具的普遍使用，其造成的开放性骨折也日趋严重，病情也越发复杂。开放性骨折多由极大的暴力导致，经常伴有较大的伤口、神经血管损伤等，并且由于骨头及伤口受到污染，如不及时清创、控制感染，就会导致严重的深部感染和骨髓炎，后果非常严重，治疗也会更加困难，最终给患者带来极大的痛苦。

人体哪些地方容易发生骨折?

　　人体的大部分骨骼都是坚硬的,尤其是青壮年,通常发生骨折的部位为骨皮质与骨松质交界的地方,一般为长形骨的两端。如上臂肱骨近端、前臂桡骨远端、股骨粗隆(转子)间,这些部位是坚硬的骨质和疏松的骨质交接的部位,一旦受到暴力影响,就容易发生骨折。而骨质疏松的患者,通常是老年人,更容易发生骨折,加上对意外事件缺乏本能的防卫反应,常造成下列部位的骨折:肱骨外科颈骨折、脊椎压缩性骨折、桡骨远端骨折、股骨颈骨折等。

10 什么是骨延迟愈合和骨不连?

　　骨折的愈合周期一般为 3 个月,超过 3 个月骨质愈合不良,即为骨延迟愈合,而 6 个月以后仍然无骨折愈合征象,或愈合十分缓慢,则为骨不连,即骨头不长了。年龄、体质、血液供应、感染、骨折类型和治疗方法是影响骨折愈合的重要因素。骨折后骨不连往往是因为治疗方法不当或骨折断端组织愈合能力出现了问题,一般无病理性因素,治疗妥当的话,骨不连是能够避免的。

11 什么是骨髓炎?

　　骨髓炎是一种骨的感染和破坏。骨髓炎好发于长骨、糖尿病患者的足部,或由于外伤、手术引起的穿透性骨损伤部位。儿童好发部位为血供良好的长骨。骨髓炎可以分为急性骨髓炎和慢性骨髓炎。急性骨髓炎多见于 10 岁以下小儿,好发于长骨,尤以股骨和胫骨多见,男孩多于女孩。致病菌大多是金黄色葡萄球菌。慢性骨髓炎多由急性病治疗不及时或不彻底转变而成,少数为低毒性细菌局限性感染引起。骨髓炎根据其感染途径,可分为以下几种:① 血源性骨髓炎,由身体其他部分的化脓性病灶,如疖、中耳炎、上呼吸道感染等,经血液循环传播至骨内;② 创伤性骨髓炎,由外伤创口(枪弹伤、弹片伤等)、开放性骨折等伤口,进入骨组织;③ 感染性骨髓炎,由附近软组织感染直接蔓延而成,如化脓性指头炎引起的骨髓炎;④ 硬化性骨髓炎,表现为一段骨干或整个骨干的进行性、广泛性增生和硬化的炎性改变,因炎性反应的刺激,导致骨髓腔内发生广泛纤维化,甚至骨髓腔消失,血液循环发生障碍,有窦道形成等;⑤ 医源性骨髓炎,大多发生于手术中,由于医务人员过分依赖抗生素而放松无菌操作,使患者的抵抗能力降低,导致了细菌的感染。

12 什么是疲劳性骨折?

疲劳性骨折,又称行军骨折或应力性骨折,多因骨骼系统长期受到非生理性应力所致。好发于胫骨、跖骨和桡骨。临床上无典型的外伤史,早期 X 线平片通常为阴性,容易漏诊、误诊。如长距离行军,常发生第二跖骨或腓骨下段骨折,特点是局部疼痛,活动后加重,休息后好转,无夜间疼痛;局部可有轻度肿胀和压痛,应力试验阳性。局部长期受反复集中的轻微损伤后,骨折首先发生在骨小梁并随即修复,如在修复过程中继续受外力作用,可使修复障碍增大,骨吸收增加。反复这一过程,终因骨吸收大于骨修复而导致完全性骨折。疲劳性骨折的发生、发展是一种由量变到质变的累积性损伤过程。避免骨骼疲劳损伤是预防疲劳性骨折的关键。

13 什么是病理性骨折?

病理性骨折是指患者长期存在其他疾病,如肿瘤、结核、骨髓炎、佝偻病等,导致局部或全身骨质脆弱,受到轻微外力时,即发生断裂。常见的病理性骨折的原因如下:① 骨的原发性或转移性肿瘤是病理性骨折最常见的原因,特别是溶骨性的原发性或转移性骨肿瘤;② 年老、营养不良和内分泌异常等因素引起全身性骨质疏松,造成骨折;③ 内分泌紊乱,由甲状旁腺腺瘤或增生引起的甲状旁腺功能亢进,可导致骨的脱钙及大量破骨细胞堆积,骨小梁被纤维组织取代,此时虽有新骨形成,但只能形成纤细的编织骨或非钙化的类骨组织,而极易发生多发性病理性骨折;④ 骨的发育障碍,有多种此类先天性骨疾病可以引起病理性骨折,如先天性成骨不全,这是一种常染色体显性遗传性疾病。病理性骨折时,骨的原有病变往往使骨折愈合迟缓,甚至没有修复反应,也常使骨原有病变的组织学图像发生改变或复杂化。

14 什么是青枝骨折?

"青枝"一词是借用来的,在植物的青嫩枝条上,常会见到折而不断的情况。儿童的骨骼中含有较多的有机物,外面包裹的骨外膜特别厚,因此在力学上就具有很好的弹性和韧性,不容易折断,遭受暴力发生骨折时就会出现与植物青枝一样折而不断的情况,骨科医生就把这种特殊的骨折称之为青枝骨折。由于青枝骨折时,骨骼虽"折"但仍然未"断",因而一般都属于稳定性骨折,通常是不需要手术治疗的。四肢骨的青枝骨折用石膏外固定治疗都有很好的效果。

15 骨折、骨裂、撕脱性骨折的关系是什么？

　　骨裂，是老百姓口头的说法，字面理解就是骨头出现了一条裂缝，没有完全断掉，但临床上并不存在骨裂这个诊断。那么骨裂应该属于什么？从骨折形态上分类，"骨裂"其实是裂纹骨折，骨裂和骨折是从属关系，是骨折的一种。由于这种骨折发生后并没有明显移位，X线片上也大多未能明确，因此漏诊率很高。一般2～3周后患处疼痛不能缓解，复查X线片后，与受伤时的片子比较，则能看到骨折愈合后骨痂形成的征象。骨裂在临床上并不是什么大病，一旦明确诊断，只要用石膏或小夹板为患者做简单固定，即可快速痊愈，但对于骨裂也不可以轻视。撕脱性骨折又是什么呢？撕脱性骨折，其实是在外力作用下，以及肌肉剧烈收缩的情况下，骨头上肌腱和韧带的附着点被撕扯出来小骨块，多是人们在没有做热身运动时就突然跑跳所造成的。从临床上讲，也属于骨折的一种。小腿关节扭伤后内踝或外踝的撕脱性骨折较为常见。由于骨折块十分细小，撕脱性骨折一般采取保守治疗，远期可能导致患处活动的疼痛，而具体疼痛程度因人而异。

16 什么原因会引起骨折？

　　骨折可以由多种原因造成，可分为外伤性骨折和病理性骨折。病理性骨折是由于全身或骨本身局部的疾病引起的骨折。全身或局部疾病可使骨质脱钙、疏松或破坏，如受轻度外伤，即可发生病理性骨折（如成骨不全、佝偻病、骨结核、骨肿瘤、化脓性骨髓炎等）。另外，老年人都有不同程度的骨质疏松，常发生股骨颈骨折。外伤性骨折是暴力造成骨质的完整性破坏，这是最常见的骨折原因。按作用方式的不同，暴力可分为 3 种：① 直接暴力，因直接外伤暴力引起的，如车压伤、打击伤等；② 间接暴力，因暴力的传导导致的，如摔伤后腰椎骨折。

17 什么人容易发生骨折？

骨折的发生具有一定的流行病学特点，就是不同类型的骨折有常见的发病患者群，主要集中在年龄较大的老年人和骨质疏松的患者，只要有轻微的外伤就会导致骨折。常见的骨折有：手腕附近桡骨骨折、椎体压缩骨折、股骨颈骨折、股骨转子间骨折、肱骨近端骨折等。而年轻人发生骨折一般与遭受暴力有关。另外，肿瘤患者由于癌细胞扩散转移至骨头，局部骨质会因为肿瘤的侵袭，引起结构的改变，受到局部的外力影响，就可能发生严重的骨折。老年人发生骨折一般是以摔伤为主，常见的是以手撑地后，发生上臂的肱骨近端骨折、前臂的桡骨远端骨折；若是臀部着地，则可能发生髋部的股骨近端骨折，或者因为受力传导，导致腰椎发生压缩性骨折。

18 骨折发生后局部有什么症状？

（1）疼痛：骨折发生后局部最主要的症状是疼痛，这是因为骨膜上分布着丰富的感觉神经，所以骨折患者均会出现剧痛。当骨折发生时，还伴随着周围肌肉的强烈收缩，使疼痛进一步加重，严重的疼痛会因为神经的兴奋，引起疼痛性的休克。有些不完全骨折或嵌插性骨折的疼痛症状较轻，容易忽视。

（2）肿胀及瘀斑：骨折发生即刻，骨折断端会出血，引起早期的肿胀。移位越严重，出血量可能越大。骨折断端的出血会沿着肌肉间隙进入到皮下，因此骨折发生后，骨折断端周围的皮肤会出现瘀斑，并且范围会不断扩大。骨折发生后数小时内，由于局部的反应，导致渗出物增多，肿胀会逐渐加重，严重时可能因为血液循环障碍，导致张力性水疱，甚至骨筋膜室综合征。

（3）功能障碍：因为骨折的疼痛，或者因为骨折涉及关节面，会引起骨折附近的关节功能障碍，使患肢向任何方向活动均受限制。

19 骨折发生后，人体会发生什么样的变化？

（1）休克：骨折发生后，因为骨折断端会出血，同时人体会产生很多应激反应,导致血管的舒张,血容量下降,因此骨折患者容易发生休克。老年人、体弱者、妇女和儿童对创伤耐受力差,发生休克的风险更高。

(2)血压、血糖升高:由于骨折发生所致的应激状态,会引起身体多种激素的释放,因此部分患者会出现血压、血糖升高。高血压患者和糖尿病患者会因为这种应激状态,血压、血糖升得更高,更难以控制。

(3)发热:骨折处有大量内出血,血肿吸收时,体温略有升高,但一般不超过 38 ℃。开放性骨折体温升高时,应考虑感染的可能。

20 骨折愈合分为哪几个阶段?

(1)血肿机化期 2～3 周:由于骨折引起的损伤,血管破裂,在骨折周围形成血肿,血肿在 6～8 小时后开始凝结成含有网状纤维的血凝块,24 小时后开始发生机化包裹,纤维组织增生,再经过十分复杂的纤维化,骨折断端在 2 周左右开始形成纤维性的骨痂。

(2)原始骨痂形成期 4～8 周:在骨的表面有一层骨膜,它对骨的再生和生长有非常重要的作用。在骨折后 1 周,骨膜内的成骨细胞开始大量分裂增生,形成新生骨,并从骨折两端沿着血肿机化后变成纤维组织,最后两端连接在一起,将纤维组织变成骨

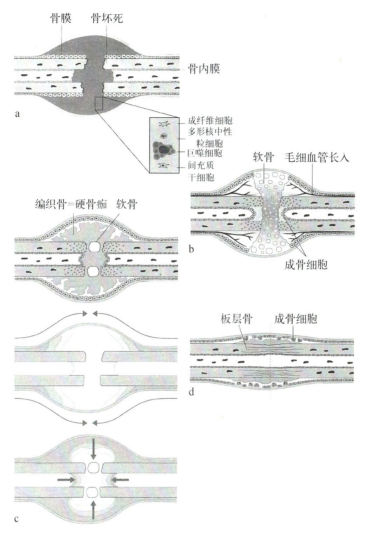

骨折愈合的不同阶段

a. 血肿机化期。血肿形成后,通过一系列的级联炎性反应逐渐形成肉芽组织;
b. 原始骨痂形成期。膜内骨化在远离骨折间隙的部位形成骨袖。骨痂其他部位的肉芽组织由纤维组织和软骨组织所取代,血管长入骨化的骨痂。这一阶段由外周开始并向中心进展;c. 骨折愈合期。通过膜内成骨和软骨内成骨,使骨痂彻底转化为骨性组织;d. 塑形期。通过表面侵蚀和骨单位重建,使编织骨转化为板层骨组织。这一阶段大约在骨折后 1 周开始,几周后完成。此时断裂的骨头被新生骨组织连接在一起,虽不会移位,但仍不能持重,否则容易发生成角变形。

(3)骨折愈合期 8～12 周:骨痂内的新生骨小梁逐渐增加,骨折间隙的桥梁骨痂完全骨化,这就是愈合期。X 线片上显示骨折线消失,骨折密度增加,髓腔为骨痂所充填,骨痂与骨皮质的界限已经不清。此时骨折断端之间已形成骨连接,外力作用时骨折部不再变形,故可负重活动。

(4)塑形期:在骨折的愈合过程中,通过成骨和破骨过程进行塑形,最后在形态和结构上恢复或接近恢复到和正常骨一样。至此,骨折愈合过程就完全结束了。

第二篇
骨折的临床表现与诊断

 21 骨折患者的病史有什么特点？

　　骨折患者通常有明确的外伤史，即遭到严重的外来暴力，这是骨折患者就诊时最突出的病史特点。患者就诊时通常具有特殊的姿势，如健侧上肢托着患肢伤处，并发严重的肢体畸形。慢性劳损引起的疼痛，或者缓慢发生的关节疼痛一般不考虑骨折，但仍需排除疲劳性骨折。

22 骨折的症状有哪些？

　　（1）骨折常见的全身症状

　　疼痛：骨折局部出现剧烈疼痛，特别是活动患肢时加重，伴明显压痛，加之局部肿胀和疼痛，可使患肢活动受限。

　　休克：骨折所致休克的主要原因是出血，特别是骨盆骨折、股骨骨折和多发性骨折，其出血量大者可在 2 000 mL 以上。严重的开放性骨折或并发重要内脏器官损伤时亦可导致休克。

合并伤： 凡致伤机制复杂或全身多处负伤者，均易并发其他部位的损伤。

体温升高： 骨折后一般体温正常。出血量较大的骨折，血肿吸收时，体温略有升高，但一般不超过 38 ℃。开放性骨折体温升高时，应考虑感染的可能。

并发症： 主要由骨折所导致的并发症。除早期休克及脂肪栓塞综合征外，中后期容易发生坠积性肺炎、泌尿系统感染、压疮等。

（2）骨折的专有体征

畸形： 骨折断端移位可使患肢外形改变，主要表现为短缩、成角或旋转。

反常活动： 正常情况下肢体不能活动的部位，骨折后出现不正常的活动。

骨擦音或骨擦感： 骨折后，两骨折断端相互摩擦，可产生骨擦音或骨擦感。

以上 3 种体征只要发现其中之一，即可确诊骨折。但未见此 3 种体征时，也可能有骨折，如嵌插骨折、裂缝骨折等。

（3）骨折的其他表现

局部压痛： 在骨折处可以发现局限性压痛，从远处向骨折处挤压，亦可在骨折处发生间接压痛。

局部肿胀与瘀斑： 骨折时，骨髓、骨膜及其周围软组织内的血管破裂出血，软组织因受伤而发生水肿，患肢显著肿胀。表浅部位的骨折，由于血肿表浅，血红蛋白分解后可变为紫色、青色或黄色的皮下瘀斑。

功能障碍：由于骨折造成肢体内部支架的断裂和疼痛，使肢体丧失部分或全部活动能力。

23 骨折患者的疼痛有什么样的特点？

（1）创伤刺激引起的疼痛：其主要特点是受伤部位疼痛明显，局部及邻近部位活动时疼痛加重，进行固定、限制活动后减轻。如为骨折引起的疼痛，会在实施牵引和石膏治疗后很快得到缓解。尽管由于存在软组织损伤，可能还是有些疼痛，但这种疼痛大多可以忍受，如此时还有不能忍受的疼痛，则应及时向医务人员反映。创伤刺激引起的疼痛在时间上表现为受伤初期疼痛剧烈，随着伤势向痊愈方向的发展，疼痛逐渐缓解。在一般情况下，创伤后2～3天疼痛可得到缓解，5～7天后患者就可以适应这种疼痛。如果实施手术治疗，一般术后3天疼痛也就可以缓解了。如果这时疼痛还不减轻甚至加重，可能是发生了其他的并发症，患者应向医务人员报告，以便能够得到及时的治疗。

（2）炎症引起的疼痛：创伤后发生感染可引起炎症反应，释放多种炎性因子，这些炎性因子刺激机体产生疼痛。这种疼痛会随着感染的控制而得到减轻。

（3）急性缺血引起的疼痛：血管受到了肿胀肢体的压迫或发生了动脉痉挛等而引起。主要表现为伤肢迅速出现进行性加重的疼痛,并伴有肢体肿胀、苍白、麻木,被动牵拉指(趾)时可引起剧烈疼痛,而肢体末端皮肤温度下降,脉搏减弱或消失。血液循环得到改善后,疼痛可迅速缓解。

（4）恢复期功能锻炼引起的疼痛：如果骨折愈合后肢体出现痉挛、萎缩、僵直,那么在恢复期进行功能锻炼时,会因为牵拉已经变形、萎缩的肌肉和韧带而发生疼痛。

疼痛其实是个人的主观感觉,疼痛的敏感度在不同个体间差异极大。发生外伤后局部软组织的损伤必然引起疼痛,而个人的疼痛感受则随着外伤的强度、受伤部位、个人状态而变化。现代人由于体力劳动减少,身体对于疼痛的阈值可能有所下降,再加上年轻人受到长辈的呵护,轻微的外伤可能就觉得难以忍受,至医院检查后,除了轻微的皮外伤并无其他明显异常。另外,韧带的拉伤可能导致剧烈的疼痛,程度可与骨折相比,如距小腿关节的扭伤,可能导致距小腿关节周围韧带的严重拉伤,肿胀程度十分明显,却不存在任何骨折。

外伤后是否存在骨折并不能够单纯依靠个人感受进行判断及诊断。严重的距小腿关节扭伤可能并发内踝或外踝的撕脱性骨折,但是并非一定会产生剧痛,部分患者仍然可以步行至医院就诊,行 X 线检查后才发现骨折。而醉酒的人因为大脑受到了乙醇(酒精)的麻痹,严重骨折产生的剧痛甚至不足以引起个人重视,等酒醒后才觉得疼痛无比。另外,外伤后可能存在裂纹骨折。如轻微骨折,只有骨骼部分的骨皮质及骨小梁发生断裂,未发生完全的分离,该类型的骨折漏诊率很高,需要依靠复查 X 线片,确定骨折后骨痂形成才能确诊。此类骨折在完全愈合前,如果未进行保护,再次遭受外伤,或者其间没有很好地休息,反复活动,极可能引起骨骼的完全断裂,导致严重的骨折,因此不容忽视。另外,如果骨折呈嵌插型,由于骨折的相对稳定,以及局部肿胀,骨折断端移动受限,骨折断端的疼痛并不明显;如患者为老年人,因为神经的敏感度下降,疼痛感觉更为减轻,甚至只表现为局部肿胀。因此,无明显疼痛不代表未发生骨折,很多老年人摔伤后发生嵌插型股骨颈骨折,等到股骨头坏死后,表现出明显的髋关节疼痛及明显活动受限,才到医院就诊,此时股骨头已发生完全的坏死,只能进行人工关节的置换手术了。

24 骨折患者还可能出现什么合并损伤? 相关的症状有哪些?

(1)血管损伤:人的骨骼周围分布着大大小小的血管,一旦骨折发生,均引起血管的断裂,导致出血、肿胀、皮下瘀斑,但并非所有骨折都并发重要血管的断裂。不伴随重要血管损伤的骨折主要表现为局部肿胀、皮下瘀斑,骨折远端血液循环良好,无明显的发白或发黑,远端动脉搏动良好。伴随重要血管损伤的骨折,早期即可出现肢体远端发白,动脉搏动减弱,甚至消失,时间延长后可导致肢端的缺血坏死。

(2)神经损伤:神经通常包裹在鞘管内,损伤的可能性较血管低。神经损伤的发生主要看骨折的部位及骨折类型,部分骨折并发神经损伤的可能性高,如肱骨干的骨折合并桡神经损伤的风险高。神经发生损伤后,主要表现为相对应的神经症状,如运动消失、感觉消失。

(3)周围脏器损伤:主要发生在骨折邻近的器官,如肋骨骨折可能导致肺损伤,骨盆骨折可能并发腹腔内膀胱、肠道、尿道等的损伤。主要表现为对应脏器功能的下降。

25 骨折发生后可能出现哪些急性危害?

(1)休克:骨折发生后并发的重要血管损伤、开放性伤口及疼痛刺激,可能引起血容量的下降及相对不足,导致失血性和(或)神经源性休克。

(2)脂肪栓塞综合征:是指骨盆或长骨骨折后 24～48 小时出现呼吸困难、意识障碍和瘀点。很少发生于上肢骨折患者,儿童发生率仅为成人的约 1%。随着骨折积极的开放手术治疗,脂肪栓塞综合征的发生率有大幅度下降,但仍是创伤性骨折后威胁患者生命的严重并发症。

(3)重要内脏器官损伤

肝、脾破裂,肺损伤,膀胱和尿道损伤,直肠损伤。

(4)重要周围组织损伤

重要血管损伤:常见的如伸直型肱骨髁上骨折,近侧骨折断端易造成肱动脉损伤;股骨髁上骨折,远侧骨折断端可致腘动脉损伤。

周围神经损伤：特别是在神经与其骨紧密相邻的部位,如肱骨中下 1/3 交界处骨折,极易损伤紧贴肱骨行走的桡神经;腓骨、胫骨骨折易导致腓总神经损伤。

脊髓损伤：为脊柱骨折和脱位的严重并发症,多见于脊柱颈段和胸腰段,可出现截瘫。

（5）骨筋膜室综合征：系肢体创伤后发生在四肢特定的筋膜间隙内的进行性病变,即由于间隙内容物的增加,压力增高,致间隙内容物主要是肌肉与神经干发生进行性缺血性坏死。

（6）多发伤：多发性骨折并发颅脑、腹部、泌尿系统损伤。

26 骨折患者会遭受哪些慢性危害?

（1）坠积性肺炎：多发生于因骨折长期卧床不起的患者,特别是年老体弱和伴有慢性病的患者,有时可因此危及生命。应鼓励患者及早下床活动。

（2）压疮：严重骨折后,患者长期卧床不起,骨突起处受压,局部血液循环障碍,易形成压疮。常见部位有骶尾部、坐骨结节、足跟部。

（3）下肢深静脉血栓形成：多见于骨盆骨折或下肢骨折。下肢长时间制动,静脉血回流缓慢,加之损伤所致血液高凝状态,易致血栓形成。应加强锻炼进行预防。

（4）感染：开放性骨折特别是污染较重或伴有较严重的软组织损伤者，若清创不彻底，坏死组织残留或软组织覆盖不佳，可能发生感染。处理不当可致化脓性骨髓炎。

（5）损伤性骨化：又称骨化性肌炎。由于关节扭伤、脱位或关节附近骨折、骨膜剥离形成骨膜下血肿，处理不当使血肿扩大、机化，并在关节附近软组织内广泛骨化，造成严重关节活动功能障碍。多见于肘关节。

（6）创伤性关节炎：关节内骨折，关节面遭到破坏，又未能准确复位，骨愈合后使关节面不平整，长期磨损，易引起创伤性关节炎，致使关节活动时出现疼痛。

（7）关节僵硬：患肢长时间固定，静脉和淋巴回流不畅，关节周围组织中浆液纤维性渗出和纤维蛋白沉积，发生纤维黏连，并伴有关节病变和周围肌挛缩，致使关节活动障碍。这是骨折和关节损伤最为常见的并发症。及时拆除固定装置和积极进行功能锻炼，是预防和治疗关节僵硬的有效方法。

（8）急性骨萎缩：即损伤所致关节附近的病理性骨质疏松，亦称反射性交感神经性骨营养不良。好发于手、足骨折后，典型症状是疼痛和血管舒缩功能紊乱。

（9）缺血性骨坏死：骨折使某一骨折段的血液供应被破坏，而发生该骨折段缺血性坏死。常见的有腕舟状骨骨折后近侧骨折段缺血性坏死。

（10）缺血性肌挛缩：多为骨筋膜室综合征处理不当的严重后果，是骨折最严重的并发症之一。它可由骨折和软组织损伤所致,也常因骨折处理不当造成,特别是外固定过紧。一旦发生,则难以治疗,常致严重残疾。典型的畸形是爪形手和爪形足。

 骨折与骨筋膜室综合征的关系是什么?

凡可使筋膜间隙内容物体积增加、压力增高,或使筋膜间隔区的容积减小,致其内容物体积相对增加者,均可发生骨筋膜室综合征。常见的原因有以下几点:

(1)肢体的挤压伤:肢体受重物砸伤、挤压伤,重物较长时间压迫(如地震时建筑物倒塌,压砸于肢体上)、醉酒、一氧化碳中毒等昏迷患者(肢体压于自己的躯干或肢体之下),受压组织缺血,在压力除去后,血液再灌流使受伤组织,主要是肌肉组织出现反应性肿胀,使间隔区内容物的体积增加、压力升高而发病。

(2)肢体血管损伤:肢体的主要血管损伤,受其供养的肌肉等组织发生缺血 4 小时以上,修复血管、恢复血流后,肌肉等组织出现反应性肿胀,使间隔区内容物体积增加、压力增高而发病。如在股动脉或腘动脉损伤 4 小时以后修复血管,可能发生小腿骨筋膜室综合征。肢体创伤出血,在急救时用止血带时间较长,如 2～3 小时,肢体尚未坏死,除去止血带之后,肢体反应性肿胀严重者,在下肢可发生小腿骨筋膜室综合征。肱骨髁上骨折处压迫、刺激或损伤肱动脉，导致痉挛或血流淤滞，致前臂肌肉缺血，发生缺血性肌挛缩（Volkmann 挛缩）。

（3）肢体骨折内出血：肢体骨折，出血流入筋膜间隙内，由于筋膜间隙的完整结构并未受到破坏，积血无法溢出而内容物体积增加，使压力增高而发病，可见于胫骨骨折及前臂骨折等。

（4）石膏或夹板固定不当：外用小夹板或石膏夹板固定时，由于固定过紧，压力太大，使筋膜间隙容积压缩，损伤组织，肿胀，亦使间隙内容物增加，如不及时放松夹板，可发生本征。常见于前臂或小腿骨折。

28 骨折患者的主要表现有哪些？

（1）畸形：骨折移位时，受伤肢体的形状发生改变，常有缩短、成角、旋转等畸形。

（2）异常活动：骨折后在肢体非关节部位出现了不正常的假关节活动。

（3）骨擦感或骨擦音：骨折有移位者，骨折断端之间，可互相摩擦产生骨擦感或骨擦音。

（4）软组织情况：骨折时，骨髓、骨膜及周围软组织内的血管破裂出血。闭合性骨折时，骨折处软组织有肿胀，肿胀严重者，皮肤发亮，产生张力性水疱，严重时可阻碍静脉回流，使骨筋膜室内压力增高,甚至可阻碍动脉血液循环,发生缺血性肌挛缩。

(5)压痛和叩击痛:间接压痛最有价值。直接压痛往往不准确,因软组织损伤同样存在压痛。位置较深的骨折有叩击痛存在。

(6)功能障碍:骨折后由于肢体内部"支架"的断裂和疼痛,使肢体丧失部分或全部活动功能。在体格检查时,必须注意是否有血管、神经或内脏并发的损伤存在,对危及生命或后果严重的并发伤,要首先诊断,积极治疗。

29 骨折的辅助诊断有哪些?

(1)X线检查:凡疑为骨折者,应常规进行X线检查。即使临床上已表现为明显骨折者,X线检查也是必要的,可以帮助了解骨折的类型和具体情况,对治疗具有指导意义。骨折的X线检查一般应拍摄包括邻近一个关节在内的正、侧位片,必要时须加摄斜位、切线位或健侧相应部位的X线片。仔细阅读X线片后,应辨明以下几点:① 骨折是损伤性还是病理性;② 骨折是否移位,如何移位;③ 骨折对位、对线是否满意,是否需要整复;④ 骨折是新鲜的还是陈旧的;⑤ 是否有邻近关节或骨损伤。

(2)CT检查:根据不同的需要,骨折部位可以看到轴切面、冠状面、矢切面的影像,对于诊断及可疑骨折的明确诊断具有重要的作用。

（3）MRI检查：通常情况下,由于MRI对骨质的分辨率不高,因此对骨折的诊断价值明显不如X线片和CT。但是在特殊情况下,MRI可作为诊断的手段之一,如孕妇因为胎儿的原因,MRI成为辅助检查不可代替的一部分。

（4）CT三维重建成像：通常情况下,CT三维重建成像并非常规检查,主要应用于复杂骨折的进一步明确诊断,为手术方案的制定提供良好的依据。

（5）超声检查：超声对于诊断骨折并没有太大的意义,主要应用于明确骨折外周血管的损伤情况,排除血管的损伤,以及对卧床患者检测血管内血流情况和排除血栓的形成。

30 为什么有些人骨折了 X 线片看不出来?

这类骨折主要是骨裂,即裂纹骨折。由于此类骨折发生后并没有明显移位,在X线片上也大多不明显,所以漏诊率很高。一般2～3周后患处疼痛不能缓解,复查X线片后,与受伤时的片子比较,能看到骨折愈合后骨痂形成的征象。大部分裂纹骨折均采取保守治疗,预后都非常好,如果涉及关节面,则需衡量对关节功能的影响,再决定治疗方案。

31 CT 和 MRI 分别适合什么样的骨折患者?

（1）CT：主要应用于 X 线片分辨不清的部位，如手腕、足部、骨盆等，或者骨折线不清晰、难以明确者。依需要不同，骨折部位可以看到轴切面、冠状面、矢切面的影像，对于诊断及可疑骨折的明确诊断具有很重要的作用。

（2）MRI：特殊情况下骨折患者才需要进行 MRI 检查，如孕妇、并发重要韧带损伤、脊柱骨折合并脊髓损伤，MRI 成为辅助检查不可代替的一部分。

32 骨折患者为什么需要做血管超声检查?

超声对于诊断骨折并没有太大的意义，然而超声检查在部分患者中是必须进行的检查项目。由于骨折患者可能并发血管的损伤，超声检查作为骨折外周血管损伤的主要初筛手段，具有检出率高、费用低的优势，可排除血管的损伤。另外，由于下肢骨折患者需长期卧床，检测血管内血流情况和排除血栓的形成，也是超声检查的强项。

33 骨折会引起血压升高吗？

应激反应是人体在遭遇紧急情况时对能量的需要，在应对剧变时，交感-肾上腺髓质系统兴奋会使心率加快、心肌收缩力增强、外周总阻力升高、血液重分布，有利于升高心输出量和血压，保证心、脑、骨骼肌的血液供应，但也使皮肤或内脏发生缺血、缺氧的情况。骨折对于患者来说，是一种强烈的应激反应，因而会引起血压升高。

34 骨折会诱发冠心病吗？

骨折有可能导致冠心病发作。骨折作为一种强烈的应激反应，与原发性高血压、冠心病、心律失常密切相关。交感-肾上腺髓质系统兴奋，下丘脑-垂体-肾上腺皮质激素轴的激活参与高血压的发病；糖皮质激素持续升高可使胆固醇升高，也可引起平滑肌细胞内水钠潴留，使平滑肌细胞对升高血压的因素更敏感。心律失常与情绪应激有着密切的关系。在心血管急性事件中，心理情绪应激已被认为是一个"扳机"，成为触发急性心肌梗死、心源性猝死的重要诱因。

35 骨折患者为什么会出现消化性溃疡?

骨折是一种强烈的应激反应。胃肠道作为内脏器官,交感-肾上腺髓质系统兴奋会引起胃肠道的缺血,由应激引起的消化道溃疡,称为应激性溃疡。主要发生在胃和(或)十二指肠的黏膜,表现为黏膜缺损、多发糜烂,或表现为单个或多个溃疡。相关机制有:① 黏膜缺血、缺氧;② 胃腔内氢离子的逆向弥散;③ 其它,如酸中毒、胆汁反流等。

36 骨折的诊断依据是什么?

(1) 病史:① 受伤情况(时间、地点、部位、姿势、外力性质);② 疼痛(什么部位);③ 功能障碍(运动、感觉、排尿)。

(2) 症状和体征

全身表现:休克多见于多发性骨折、骨盆骨折、脊柱骨折和严重开放性骨折,并发内脏损伤等。一般骨折患者体温无变化,严重损伤者在血肿吸收时体温升高,但不超过 38 ℃。开放性骨折患者体温升高,应考虑感染。

局部情况:骨折的以下 3 种体征,出现 1 种,即可确诊:畸形,骨折移位后,出现特有畸形,如科利斯(Colles)骨折的"餐叉"畸形;异常活动,在非关节部位,骨折后出现不正常活动;骨擦音和骨擦感,骨折断端接触或摩擦时,可听到骨擦音或触到骨擦感。

（3）X线、CT检查：X线和CT检查可为骨折诊断提供依据。有一些骨折必须拍X线片,一般要求拍正、侧位片,同时包括一个邻近的关节。

在骨折的诊断过程中,要避免以下情况：只看表浅伤,不注意骨折；只看到一处伤,不注意多处伤；只注意骨折局部,不顾全身伤情；只顾检查,不顾患者痛苦,增加损伤。通过询问受伤经过,进行详细的体格检查,必要时做X线检查,以及综合分析所得资料,即可得出正确诊断。

37 为什么有的骨折会出现漏诊?

新生儿管状骨裂纹骨折的漏诊往往是由于骨骼纤细、照片对比度较差、骨折线较细而不完全造成的。小儿青枝骨折有时只表现出骨干略弯曲,由于对正常骨骼弯曲度认识不够,也可将青枝骨折误认为正常。肱骨结节部和股骨粗隆部的骨结构比较复杂,线形骨折纹不易被发现,又由于这些部位形状复杂,常规投照位置有时不易显示骨折线。肱骨内上髁骨骺分离的漏诊,主要是由于对正常图像不熟悉或观察不全面而遗漏。某些部位的骨折在一定投照位置上才能显示清楚,如腕三角骨撕脱性骨折可在侧位片上显示,舟状骨骨折可在外展位上显示,观察距骨三角骨骨折应注意侧位。指、趾末节裂纹骨折的漏诊往往是由于照片曝光过度而影响观察。

38 骨折与关节脱位是什么关系?

　　骨折与关节脱位其实是两种不同的骨科疾病。关节脱位是指组成关节的各骨的关节面失去正常的对应关系,临床上可分为损伤性脱位、先天性脱位和病理性脱位。关节脱位后,关节囊、韧带、关节软骨及肌肉等软组织也有损伤。另外,关节周围肿胀,可有血肿,若不及时复位,血肿机化,关节黏连,关节将不同程度地丧失功能。因此,关节脱位与骨折十分类似,临床上均主要表现为疼痛、畸形、肿胀、活动受限。然而,关节脱位与骨折存在本质的区别。关节脱位是骨骼失去正常的对应关系,骨折是骨骼的损伤。两者可分别发生,也可同时出现,如肩关节脱位时,可发生肱骨大结节的撕脱性骨折。

39 如何判断关节脱位是否合并骨折?

　　关节脱位通常表现为局部关节失去正常的对应关系,查体无明显的骨擦感,也无明显的反常活动,部分关节脱位可触及明显的关节空虚感。结合 X 线检查,一般可明确诊断骨折,如果仍存在可疑,可进行 CT 检查。

陈旧性骨折如何判断？如何分类？

（1）陈旧性骨折的诊断：① 有外伤史；② 受伤时间超过 3 周；③ 伤肢畸形，功能受限；④ X 线检查可确诊。

（2）陈旧性骨折的类型

畸形愈合：局部肿痛明显，活动功能障碍，外观畸形，可扪及骨性隆突。X 线片见骨折对位、对线差，有大量骨痂生长。

迟缓愈合：局部轻度肿胀、压痛，X 线片见骨痂少，出现迟，不能连接，骨折断端吸收明显，间隙增宽，边缘模糊。

骨不连：局部肿痛不明显，可扪及骨折断端的异常活动。X 线片示骨折断端硬化，髓腔封闭或骨折断端萎缩，骨质疏松，骨折间隙增宽，断端相互成为杵臼状假关节。

 如何鉴别儿童、青少年的骨折与骨骺未闭？

骨折通常合并外伤史，局部出现肿胀、瘀斑、疼痛、压痛、传导阻滞；骨折部位常出现畸形、异常活动、骨擦音或骨擦感。X 线、CT 检查提示骨连续性遭到破坏，骨骼发生畸形。MRI 检查可用于判定骨折周围软组织的合并损伤。骨骺是儿童骨骼生长的"发源地"，也是骨骼生长的基础。如果儿童的骨骺部位出现了损伤，可能会导致骨骼的生长发育受到影响，容易出现肢体不协调、行走不便等症状。如果儿童的骨骺部位出现了骨折,可能会导致局部的骨骼出现断裂,容易出现局部肿胀、疼痛等症状,而且还有可能会导致局部的关节活动受限。

骨骺未闭是青少年发育阶段正常的生理现象,通常局部不会有肿胀、瘀斑、疼痛、压痛、传导阻滞;骨骺未闭不出现畸形、异常活动、骨擦音或骨擦感。影像学上,骨线通常在长骨两端,呈线状,唯有骨连续性遭到破坏。MRI 检查显示周围软组织无损伤。

骨骺损伤和骨折都需要采取针对性的治疗措施。如果是骨骺损伤,可以在医生的指导下合理使用具有止痛作用的药物,同时也需要多注意休息,避免做劳累的体力活。如果是骨折,患者可以在医生的指导下通过手法复位、石膏外固定等方式进行治疗。

第三篇
骨折治疗的方法与原则

 骨折治疗的基本原则是什么?

（1）复位：将移位的骨折断端恢复正常或接近正常的解剖位置，重建骨骼的支架作用，主要包括手法复位和手术复位。如果骨折移位的程度较轻，一般通过手法复位可恢复骨折解剖结构。如果骨折移位严重，甚至是粉碎性骨折，就需要采取手术切开复位的方法处理。

（2）固定：骨折复位后，愈合需要一段时间。用固定的方法将骨折维持于复位后的位置，待其坚固愈合，主要包括外固定和内固定。外固定是针对骨折移位程度较轻、骨折断端没有明显移位的患者采用的，通过该方法可以限制骨折部位的活动和负重。内固定主要用于手术复位，对于有明显移位的骨折或粉碎性骨折比较常用，通过手术的方法将骨折部位切开，然后利用钢板、钢针、髓内钉等工具将其固定。

（3）功能锻炼：在不影响固定的前提下，尽快恢复患肢肌肉、肌腱、韧带、关节囊等软组织的舒缩活动，防止发生肌肉萎缩、骨质疏松、肌腱挛缩、关节僵硬等并发症。骨折恢复一段时间后需要进行功能锻炼,以增强骨折周围组织的血液循环,并且对骨折愈合有促进作用,还可以防止肌肉萎缩、关节黏连等情况。

(4)药物辅助:配合上述 3 项治疗原则的全身和局部药物治疗。

43 骨折必须治疗吗?

骨折不及时治疗会导致诸多并发症,因此骨折患者要及时治疗。骨折的早期并发症包括:

(1)休克:骨折合并头部、胸部等的损伤,易导致脊髓大血管损伤,而致失血,导致休克,需要及时抢救。

(2)神经损伤:骨折可能导致相伴的神经受损,如不及时治疗,将造成永久性神经损伤。

(3)感染:开放性骨折的皮肤局部易受细菌侵袭,导致感染。

(4)脂肪栓塞:由于人体骨髓腔内,特别是老年人骨髓腔内有大量脂肪组织,骨折破坏骨髓后,脂肪会进入循环系统,导致肺梗死等严重并发症。

(5)缺血性挛缩:骨折可能机械压迫动脉血管,导致机体相应组织缺血,时间过长,则会导致机体的肌肉组织及神经缺血、缺氧,出现功能丧失。

(6)畸形愈合:骨折若不及时处理,听之任之,未经专业固定,则很可能导致骨折部位畸形愈合、功能丧失等其他并发症。

因此，日常生活中切不可因为是微小骨折而忽略治疗，导致严重并发症。

 延误治疗对骨折患者有什么后果?

若患者有治愈骨折的条件，延误治疗则可能导致骨折断端已形成骨痂，难以矫形；若骨折部位存在感染、失血、神经损伤等并发症，延误治疗则会耽误最佳治疗时机，带来更严重的并发症，危及患者生命。具体包括：

（1）延迟愈合：骨折发生后，骨的连续性会发生异常，如不及时进行规范、有效的治疗，骨折断端会产生持续性活动，这些活动不利于骨折愈合，容易引起骨折延迟愈合，严重者甚至不愈合。

（2）畸形愈合：骨折未及时进行复位和固定治疗，发生畸形愈合的概率较大，尤其是四肢长骨骨折。一旦发生畸形愈合，外观上会出现明显异常，还会影响正常功能。

（3）创伤性关节炎：部分患者的骨折发生在关节附近，甚至是关节内骨折，不及时治疗会造成关节面不平整，后期便会出现创伤性关节炎，引起反复的疼痛及关节积液。

（4）假关节：骨折未进行固定制动，可能会造成髓腔封闭，骨折断端继续磨损便会形成假的关节。这种关节无任何用处，还会对机体运动功能产生阻碍。

45 骨折并发的周围软组织损伤需要治疗吗？

如果说骨骼是一棵大树的枝干,软组织则是大树的树叶。骨折若需要恢复良好,周围软组织并发的出血、感染、撕裂、神经损伤等都与骨折愈合息息相关。周围软组织内的神经支配肌肉,带动骨骼运动,血管则给骨骼提供营养。针对骨折并发的周围软组织损伤,需及时进行复位和牢固固定。根据骨折的类型和程度,采取保守或者手术治疗,可以有效地防止骨折对软组织的再次损伤,有利于软组织的修复和肿胀的消除,另外也有助于骨折的愈合。进行局部的理疗和热敷,可以有效改善软组织的血液循环,减轻肿胀、促进修复。另外,可以抬高肢体,促进静脉回流,对消除肿胀也有一定作用。还可采取药物治疗,由于软组织损伤后血液循环变差,可在医生的指导下,口服活血化瘀的药物进行治疗,对软组织的修复也有一定的帮助。另外要增强体质以促进恢复,平时多吃高蛋白、高钙食物,以利于软组织的修复及骨折的愈合。

46 神经损伤能恢复吗？

神经细胞是永久性细胞,一旦受到损伤,修复的可能性极低,甚至无法修复。因此,患者受伤后一旦发生神经的损伤,功能预后会很差,恢复时间将会非常长。神经损伤后的功能恢复取决于损伤类型和严重程度,完全离断的神经损伤可能造成终身的残疾;部分的神经损伤由于神经未完全断裂,功能可逐步恢复,但恢复效果无法预料,受损伤程度及个体差异影响很大。只有极少部分神经受损是可以自行恢复的,而能够自行恢复的是由于可逆性原因造成的。比如使用特殊药物损伤周围神经,停药后就可以逐渐恢复,症状可以消失。如果是由于低钾或低钙等原因导致的神经损伤,补充钙或钾就可以使神经恢复,这种情况比较少见,而绝大多数原因导致的神经损伤是不能自行恢复的。比如各种原因引起的中毒,包括重金属中毒、有机磷农药中毒等,还有营养代谢障碍性的维生素 B_1、维生素 B_{12} 缺乏,以及慢性酒精中毒、胃肠道的疾病及手术造成的营养障碍,这些情况必须先脱离引起疾病的病因,然后再进行营养神经治疗,补充缺乏的相应物质才能够恢复。此外,有些代谢性疾病引起的神经损伤,比如卟啉病、糖尿病、尿毒症淀粉样变性等,恢复起来是非常困难的。感染或炎症引起的神经损伤,比如急性或慢性吉兰-巴雷综合征,这种情况下需要应用丙种球蛋白、血浆置换治疗及给予 B 族维生素营养神经治疗。大部分经治疗后是可以恢复的,还有部分自身免疫

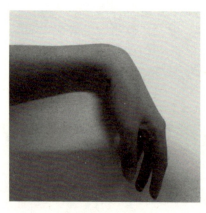

桡神经损伤,垂腕

疾病影响的周围神经损伤，比如红斑狼疮、结节病、类风湿关节炎等，一般情况下给予药物治疗能够减轻症状，但很难彻底恢复。同时肿瘤相关疾病导致的神经损伤，比如副肿瘤综合征、POEMS综合征等，需要对原发肿瘤进行治疗，恢复起来相对比较困难。

骨折的保守治疗方法有哪些？

骨折的保守治疗方法包括改善日常生活习惯和物理治疗。

（1）改善日常生活习惯：患者在骨折之后可采用保守治疗的方法，在日常生活中自主进行功能锻炼，通过辅助器材或者人工辅助恢复关节的功能，达到相对比较好的屈伸、旋转的功能。同时恢复肌肉的肌力，防止肌肉出现萎缩，也可避免骨质疏松，促进骨折的愈合，达到相对理想的功能恢复。

（2）物理治疗：患者在骨折之后如果采用物理治疗的方法，建议在医生的指导下通过牵引、屈伸、推拿、按摩等方式进行治疗。通过以上物理治疗的方式，帮助骨折的折断处恢复到正常的解剖位置，促进骨折的愈合，也帮助关节功能恢复。患者还可以在骨折之后使用石膏或支具对部位进行固定，从而保持骨折之前的位置，促进骨折的愈合。固定方法有以下几种：

石膏固定技术：将无水硫酸钙撒在特制绷带上，吸水后结晶，十分坚固。缺点：沉重，透气性差，X 线透视效果差，拆除和更换石膏十分烦琐和困难。

小夹板固定技术：小夹板是我国中西医结合治疗骨折的外固定材料，取材方便，简便易行，费用低。主要应用于不完全骨折、石膏固定后骨折愈合但尚不坚固的情况。

牵引技术：利用牵引力和反牵引力作用于骨折部以达到或维持复位固定的目的，同时也用于肢体制动和挛缩畸形肢体的矫正治疗。可分为持续皮肤牵引、持续骨骼牵引。

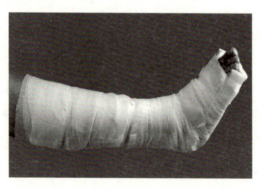

石膏固定技术

48 骨折患者如何选择保守治疗？

出现骨折后，可以通过制动休息、调整饮食等方式进行改善，如果患者存在吸烟、喝酒等不良习惯，需要及时戒除，以免影响局部恢复。

（1）制动休息：骨折部位应尽量避免活动，防止出现骨折移位等情况，应注意伤口的保护，避免加重局部损伤。

（2）调整饮食：应多吃富含钙和蛋白质的食物，比如鸡蛋、牛奶、豆浆等，食物可以补充身体所需的营养成分，促进骨骼愈合。

除此之外，如果骨折位置保持良好，或者只是轻度的错位或骨裂，可以由医生通过手法复位、石膏或夹板固定等，保证骨折断端的稳定。在进行固定的同时，需要在医生帮助下进行康复训练，避免骨折周围的肌肉出现继发性萎缩或者黏连的情况。另外，骨折后由于炎症因子和骨折断端的刺激，会引发疼痛，此时可以遵医嘱服用对乙酰氨基酚片、布洛芬片等非甾体抗炎药，这些药物可阻止致痛物质的形成和释放，起到止痛的作用。

 骨折患者采取保守治疗的优势有哪些？

骨折保守治疗的优点主要体现在促进骨折愈合、缓解疼痛、减少并发症、促进关节功能恢复、减少心理压力等方面。

（1）促进骨折愈合：骨折的保守治疗主要是采取石膏固定技术。患者在进行保守治疗后，可以在医生指导下使用碳酸钙、乳酸钙等药物进行治疗，以促进骨折愈合。

（2）缓解疼痛：骨折后会导致局部出现明显的疼痛，如果骨折的情况比较严重，患者可能无法忍受，此时可以遵医嘱通过保守治疗的方式来缓解，从而减轻疼痛。

（3）减少并发症：骨折可能会导致局部的关节受到损伤，容易出现活动受限的情况。如果患者的病情比较轻微，可以通过保守治疗的方式来缓解，一般不会出现明显的并发症，也不会影响正常的生活。

（4）促进关节功能恢复：如果骨折的患者出现了明显的关节功能障碍，可以通过保守治疗来改善，从而使关节功能逐渐恢复。

（5）减少心理压力：骨折通常会给患者带来一定的心理压力，此时可以多与患者进行沟通，也可以通过心理疏导来改善，以免病情持续发展。

通过手法复位、小夹板固定、内服中药、外用膏药等保守方法治疗骨折，兼顾了骨折复位固定和功能锻炼，保护了局部软组织。如果骨折能够采取保守治疗得到康复，那相比手术治疗的优势十分明显，总体来说是痛苦小、康复快、花钱少。

50 石膏固定技术可能带来什么样的不良后果？

石膏固定技术可能由于局部加压固定制动，而导致骨筋膜室综合征、压疮、化脓性皮炎、失用性骨质疏松、关节僵硬等。同时，石膏固定技术可能因为效果不确切，从而导致治疗失败，最终仍需手术治疗。具体包括：

（1）坏疽及缺血性挛缩：石膏如果固定过紧，会影响静脉回流和动脉供血，使肢体严重缺血、肌肉坏死和挛缩，甚至导致肢体坏疽。

（2）压疮：多是因为包缠石膏压力不均匀，使石膏凹凸不平或关节处塑形不好所致，也可因为石膏尚未凝固定型就将其放于硬板上，造成变形压迫而形成压疮。

（3）化脓性皮炎：因固定部位皮肤不洁，有擦伤及软组织严重挫伤，有水疱形成，破溃后可形成化脓性皮炎。应及时开窗处理以免影响治疗。

（4）坠积性肺炎：多为大型躯干石膏固定或老年患者合并上呼吸道感染，未能及时翻身活动所致。

（5）失用性骨质疏松：大型石膏固定后，由于固定范围广，加之未进行未固定关节的功能锻炼，易发生失用性骨质疏松。

51 外固定有哪些种类？

骨折常用的外固定法通常有石膏外固定、夹板外固定、绷带固定、支架外固定、牵引针固定、托马斯架固定等方式。

（1）石膏外固定：适用于骨折没有明显移位、对位对线良好的情况。可在医生的操作下，采取石膏外固定的方式进行治疗。同时还能够较好地制动和减少软组织的损伤。

（2）夹板外固定：适用于骨折位置较好或者骨折后有错位。可在医生的操作下进行夹板外固定治疗。同时还可将骨折部位抬高，有助于促进血液循环。

（3）绷带固定：适用于肋骨骨折、胸部损伤出血等。可在医生的操作下进行绷带固定治疗，对于限制活动和防止肋骨出血有一定的帮助。

（4）支架外固定：适用于开放性骨折或骨折延迟愈合等。可在医生的操作下进行支架外固定治疗，同时还能起到支撑和固定作用。

（5）牵引针固定：适用于颈椎骨折、胫骨开放性骨折等。可在医生的操作下进行牵引针固定治疗，一定程度上能够维持受损组织的正确位置。

（6）托马斯架固定：适用于下肢骨折、脊柱骨折等。可在医生的操作下进行托马斯架固定治疗，能够起到减少骨折部位出血、缓解疼痛等作用。

52 骨折的手术治疗有哪些？

骨折的手术治疗主要分为内固定、外固定及特殊类型骨折所需要的关节置换。如果骨折移位明显，手法复位失败或者骨折累及关节面，而软组织情况良好，一般通过切开复位，用钢板、螺钉、髓内钉、记忆合金材料等进行固定。如果是开放性骨折，一般需要用外固定支架，在体外构建稳定的结构，稳定骨折断端，必要时后期还需要改内固定治疗。部分特殊类型骨折，如年龄较大患者的股骨颈骨折，一般考虑进行关节置换治疗。骨折的手术治疗方案，一般需要根据骨折的具体部位、类型、移位程度等进行综合判断。内固定手术后的功能锻炼也是很重要的，建议患者按照"早活动、迟负重"的原则尽早开始功能锻炼，减少关节黏连、肌肉萎缩等后遗症。

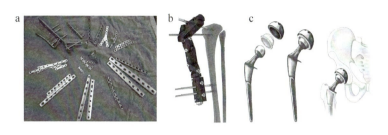

常用骨折手术治疗的固定物

a：钢板；b：外固定架；c：人工关节

53 手术治疗的基本原则是什么？

早期清创止血，对已损伤软组织，需要充分清创；对于出血点，则需要止血，暴露手术区域，防止休克；对骨折部位的神经、血管、肌腱损伤进行处理修复；对伤口进行缝合；可采用多种方法对骨折断端进行固定；开放性骨折早期需要合理使用抗生素。具体包括：

（1）保证良好的骨折复位。对于关节内骨折，必须解剖复位，以避免以后创伤性关节炎的发生。对于长骨干的骨折，必须保证对位、对线，一般情况下保守治疗的短缩移位必须小于 1 cm，成角移位必须小于 $10°$，旋转移位及分离移位必须完全纠正。

（2）保证骨折断端稳。进行可靠的内固定或外固定，避免骨折断端周围神经、血管的损伤,保护骨折断端及周围软组织的血运。

(3)在保证骨折断端稳定、可靠的固定前提下,尽早进行骨折断端周围关节及肌肉组织的功能锻炼。

54 什么样的骨折需要手术治疗?

出现明显移位的骨折、粉碎性骨折、骨折合并血管神经损伤等需要进行手术。

(1)明显移位的骨折:如果骨折后出现明显移位,这种情况下需要通过手术进行复位和固定,避免出现骨折部位畸形愈合的情况。

(2)粉碎性骨折:如果发生粉碎性骨折,骨折部位的血运会遭到破坏,从而影响骨折愈合。这种情况下需要进行手术治疗,将粉碎性骨折部位进行复位和内固定。

(3)骨折合并血管神经损伤:如果骨折后出现血管神经损伤,这种情况下也需要通过手术进行治疗,使骨折部位复位和固定。

55 手术治疗骨折有风险吗?

手术会造成新的损伤、出血等,术后可能出现各种并发症,具体如下:

(1)心血管意外:多见于原有心脏病或动脉硬化代偿功能较

差的患者。手术打击,输血或输液过快、过多均可引起心律失常、心力衰竭。表现为心悸、胸闷、心电图改变等。

(2)肺膨胀不全:多见于原有肺部感染性疾病和呼吸道感染史者。在大手术后,呼吸活动受影响,排痰不畅,呼吸道堵塞,造成肺膨胀不全(也称肺不张)。主要表现为术后早期心悸、呼吸和心率加快、白细胞计数升高等。主要预防和治疗方法有:术后早期鼓励患者深呼吸;以双手从两侧向切口按压,限制切口张力后,嘱患者咳痰;每日吸入蒸气或雾化气2～3次,并给予抗菌药物。

(3)胃肠道并发症:① 腹胀:术后胃肠的蠕动减弱或消失,表现为肠麻痹或胃扩张,见于胸腹部大手术、休克、缺钾或麻醉时吞入大量气体后;② 应激性溃疡:又称急性胃黏膜损害、出血性胃炎、糜烂性胃炎等,见于各种大手术的术后。

(4)泌尿系统并发症:① 肾功能衰竭:见于大手术、失血、休克或严重感染后,平均每小时尿量不足 20 mL。应监测尿量,控制液体摄入量,必要时做透析疗法。② 尿潴留:表现为术后下腹胀满,不能排尿或少量溢尿。

(5)切口并发症:除因止血不完善及有死腔造成血肿和积液外,还有切口感染、切口裂开等。

56 手术治疗骨折的绝对禁忌证是什么?

手术治疗骨折没有绝对的适应证,同样也没有绝对的禁忌

证。因此,当手术发生并发症和失败的概率超过了成功的可能性时,就建议采用非手术治疗。手术治疗有较高失败率的情况如下:

(1)严重的骨质疏松,骨质太脆弱而不能承受内固定或外固定。

(2)由于瘢痕、烧伤、皮炎等,导致手术部位的软组织覆盖太差,此时如行手术内固定,将破坏软组织覆盖。这种情况适合外固定。

(3)对于活动性感染或骨髓炎,目前最流行的治疗方法是外固定,同时结合生物学方法控制感染。偶尔采用髓内钉固定并结合生物学措施控制感染,也能成功地获得骨折的稳定。

(4)不能成功地进行重建的粉碎性骨折,最常见于冲击暴力破坏了关节面的严重关节内骨折。

(5)患者的全身情况不能耐受麻醉,骨折手术治疗也是禁忌证。

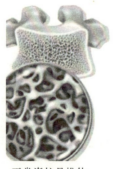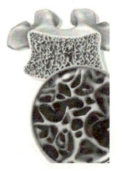

正常脊柱骨椎体　　　　　　骨质疏松时椎体

骨质疏松症椎体

（6）无移位骨折或稳定的嵌入骨折其位置可以接受时，不需要做手术探查或复位。但在特殊情况下，如嵌插的或无移位的股骨颈骨折，行预防性固定会有好处。

（7）没有足够的设备、人力、经验时。

57 骨折患者如何选择手术治疗？

（1）手术治疗适应证：① 移位的关节内骨折适合手术复位和固定。② 经适当的非手术治疗后失败的不稳定性骨折。③ 伴有重要肌肉-肌腱单元或韧带断裂，并已证明非手术治疗效果不佳的大撕脱性骨折。④ 非临终患者的移位性病理骨折。⑤ 已知经非手术治疗功能会很差的骨折，如股骨颈骨折、盖氏（Galeazzi）骨折-脱位及孟氏（Monteggia）骨折-脱位。⑥ 具有阻碍生长倾向的移位的骨损伤（Salter-Harris Ⅲ、Ⅳ型）。⑦ 伴有骨筋膜室综合征需行筋膜切开术的骨折。⑧ 非手术治疗或手术治疗失败后的骨折不愈合，尤其是复位不佳者。

（2）手术后获得中等程度的功能改善的情况：① 不稳定的脊柱损伤、长骨骨折和骨盆骨折，特别是发生于多发性创伤的患者时。② 适当地使用非手术治疗后发生的延迟愈合。③ 即将发生的病理性骨折。④ 不稳定的开放性骨折。⑤ 伴有复杂软组织损伤的骨折（Gustilo ⅢB型开放性骨折、骨折表面有烧伤或原有的皮炎）。⑥ 患者经长期制动会导致全身并发症增加的骨折，如老年患者的髋部骨折,患者严重程度评分小于 18 的多发性骨折。⑦ 不稳定的感染性骨折或不稳定的感染性骨不愈合。⑧ 伴有需要手术修补的血管或神经损伤的骨折,包括合并有脊髓、圆锥或近端神经根损伤的长骨骨折。

(3)手术后功能改善的可能性较低的情况:① 为不损害功能的骨折畸形做整形。② 因经济上的考虑而进行手术固定,让患者尽快离开急救护理病房,但在功能上与非手术治疗相比并没有明显的改善。

58 什么是微创手术?

微创手术,顾名思义就是微小创伤的手术。早期微创手术是指通过腹腔镜、胸腔镜等内镜在人体内施行手术的一种新技术。微创手术具有创伤小、疼痛小、恢复快等优越性。微创外科的出现及在医学领域的广泛应用是最近十几年的事。微创概念的形成是因为整个医学模式的进步,是在"整体"治疗观带动下产生的。微创手术更注重患者的心理、社会、生理、精神风貌、生活质量的改善与康复,最大程度地体贴患者,减轻患者的痛苦。随着科学技术的进步,微创这一概念已深入到外科手术的各个领域,监控系统也不仅限于内镜,更多是采用介入的方式,如脊柱外科、骨科,还有其他方式,如显微外科广泛应用于手外科等。

59 骨科微创手术有哪些好处？

骨科微创手术是一种通过小切口完成治疗目标的手术，可减少组织损伤、术后疼痛，并加快恢复。常见骨科微创手术技术包括：关节镜手术、脊柱内窥镜手术、经皮椎体成形术、经皮椎间盘切除术、微创髋关节置换术、膝关节置换术、机器人辅助手术等。

相比传统开放手术，骨科微创手术有许多明显的好处：

（1）微创手术术后疼痛轻。微创手术对周围组织损伤较小，

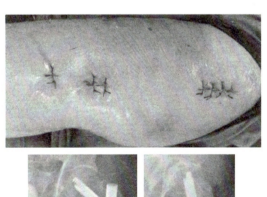

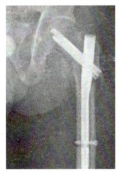 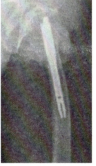

髓内钉固定

患者术后疼痛感较轻,有效减少术后止痛药的使用。

(2)微创手术住院时间短。由于创伤小,患者恢复较快,可在术后几天内出院,减少住院费用和医疗资源占用。

(3)微创手术恢复时间短。患者可以更快地恢复正常的日常活动和工作。

(4)微创手术感染风险低。因切口较小,手术部位暴露的时间和面积减少,降低术后感染概率。

(5)微创手术瘢痕小。较小切口在愈合后会留下较小瘢痕,美观度高。

(6)微创手术出血量少。手术过程中出血量通常较少,减少输血需求。

(7)微创手术并发症风险低。手术对周围组织干扰较小,降低术后并发症的发生率,如血栓和肌肉损伤。

(8)微创手术操作更精确。可更加精确地进行治疗操作,提高手术成功率和效果。

骨科微创手术通过减少手术创伤和加快恢复速度,为患者提供显著的临床益处,使他们能够更快、更好地恢复正常生活。

60 骨折微创手术适合什么样的患者?

传统的钢板内固定手术主要强调骨折固定的稳定性,骨的生物学因素常被忽视,通常手术切口大,暴露范围广,骨折断端供血破坏严重。由于不符合骨折生物学固定的原则,骨折延迟愈合和骨不连等发病率较高。

微创经皮钢板内固定(MIPPO)技术的核心是避免直接暴露骨折断端,维持适当稳定的固定,最大程度地保护骨折断端及其周围的血供,为骨折愈合提供良好的生物环境。

与传统的所谓绝对稳定固定技术不同,MIPPO 技术的核心内容包括以下几个方面:

(1)保护骨折愈合的生物学环境,特别是骨折断端周围的血供。

(2)运用"内支架"概念进行骨折固定,用普通或特殊设计的钢板对骨折行桥接固定。

(3)利用肌腱复位作用及间接复位技术进行骨折复位。MIPPO 技术的优点是最大程度地保留骨折处血供,促进骨折愈合,减少感染和再骨折的风险,维持骨折稳定性,以降低对植骨的需求,在骨折治疗中有广阔的应用前景。

MIPPO 技术从复位到固定都与传统技术有所不同,特别是间接复位不能在直视下观察复位情况,需要一定的经验,同时术中需要利用 C 形臂确认骨折复位情况。因此,微创手术目前主要适用于骨干部位骨折,并且对手术医生的经验要求较高。

61 骨折微创手术可能有什么坏处?

骨折微创手术具有诸多优点,但是对不适合的患者进行微创

手术也存在不少缺点和风险,需要根据患者情况进行综合考虑,具体包括:

(1) 微创手术技术难度较高。医生需要经过专业培训和丰富实践才能掌握这种技术。如果医生技术不过关,可能会导致手术失败或增加并发症。

(2) 微创手术依赖于先进医疗设备。这些设备价格昂贵,维护成本也高。如果设备故障或操作不当,可能会影响手术效果。

(3) 并非所有骨科问题都适合微创手术。某些复杂或严重的病例可能仍需要传统开放手术来解决。

(4) 由于切口较小,手术过程中医生的视野可能受到限制,增加手术难度和风险。在某些情况下,医生可能需要转换为开放手术来解决问题。

(5) 微创手术虽然创伤小,但仍有可能发生术后并发症,如感染、神经损伤和血管损伤等。这些并发症需要及时处理,否则可能会对患者造成严重影响。

(6) 疾病复发是微创手术的重要潜在问题。微创手术可能无法完全解决某些问题,导致疾病复发的风险增加,需要再次手术。

(8) 微创手术费用通常较高。因为需要先进的设备和专业的医疗团队,手术费用较高,可能增加患者的经济负担。

总之,虽然骨折微创手术有许多优势,但也有一些需要考虑的风险和限制。患者在选择手术方式前,应与医生充分讨论,根据具体情况做出最合适的决策。

62 骨折微创手术和传统切开手术哪个好？

骨折微创手术和传统切开手术一般没有好坏之分，主要是针对不同病情和身体状况来选择最佳治疗方式。传统切开手术具有以下缺点：

（1）创口大：传统切开手术的长切口大于 10 cm，瘢痕呈长线状，影响美观。

（2）疼痛大：传统切开手术的术后切口部位常伴有疼痛、酸胀麻木。

（3）恢复慢：传统切开手术由于切口大，并且会造成切口附近肌肉、血管和相应神经的损伤，有可能伴随某些组织感染并发症，因此患者恢复慢。

（4）出血多：传统切开手术分离组织广泛，出血量比较大。

相对而言，微创手术创伤小、疼痛小、恢复快、住院时间短、出血少，尤其是可以保护骨折断端血运，促进骨折愈合。但是因为微创手术暴露不充分，骨折断端的复位可能无法达到满意的程度，术后可能存在骨折畸形愈合的问题。

究竟是传统切开手术好还是微创手术好，目前无法进行判断，两者各有利弊，因此要根据患者的实际情况，选择适当的手术。

63 手术的切口长度对患者恢复有影响吗?

手术切口愈合后,首先形成瘢痕,瘢痕上皮仅有薄的基础膜,而无真皮结构和皮肤附属器,因而无正常皮肤功能。切口一期愈合后,新结的瘢痕组织略高于皮肤,色微红,以后逐渐变平或低于皮肤,色苍白;但经久愈合的切口,瘢痕结缔组织多,常突起,有些能逐渐消退,而大部分持续存在。瘢痕收缩与瘢痕组织的量有关,而瘢痕组织的量又决定于切口愈合的速度。缝合后切口愈合快,结缔组织量少,因而收缩也不明显。切口发生感染,经肉芽组织形成二期愈合,结缔组织多,收缩也明显。

影响手术切口愈合的因素如下:

(1)外在因素:① 手术操作不够细致,有较多的组织受到破坏;② 对于失活组织,判断不准确,在手术时组织似存活,但由于受到严重损害而逐渐死亡;③ 切口内存留异物或异物过多,如过多结扎线、坏死组织等;④ 止血不完善,导致切口内有过多血凝块;⑤ 创口对合不良,缝合过松,引起体液或血液充盈;⑥ 缝合过紧,压迫动脉血液供应及静脉血液回流;⑦ 切口感染,最重要的是细菌感染。切口感染时氢离子浓度指数(pH)偏向碱性,凝血块可被液化,使愈合过程中结缔组织和新生的毛细血管桥梁中断。感染又可直接损坏成纤维细胞,并使毛细血管发生栓塞,正常组织也被破坏。

(2)内在因素:① 低蛋白:缺乏蛋白质,则切口抗张强度下降,因此减低了成纤维细胞的成熟速度和数量,延迟网状内皮细胞形成胶原纤维的时间;② 维生素 C 缺乏:维生素 C 缺乏时,伤口抗张强度可下降 50%,损伤部位组织维生素 C 的含量较身体其他部位低。缺乏维生素 C 将影响胶原纤维的成熟过程,增生的间质细胞受阻,吞噬作用被抑制,切口不易愈合,易于感染。严重时,新生毛细血管的形成也受影响,在其邻近部位出现造血细胞小岛,这可能是由于毛细血管内皮细胞的形成所致;③ 药物:肾上腺皮质激素和促肾上腺皮质激素有抑制新生毛细血管和纤维组织增生的作用,使肉芽组织不能形成,延迟切口愈合,局部组织应用肾上腺皮质激素也可抑制肉芽组织形成。

此外,脱水及年龄等因素对组织愈合都有直接或间接的影响。某些疾病,如功能性代偿(肝硬化伴肝功能失代偿)、心瓣膜病伴严重心功能不全、隐匿性糖尿病、结核病等也有影响。因此,切口长度对组织愈合虽有影响,但不是主要因素。

64 骨折患者手术前需要做什么准备?

骨折患者手术前需要做以下方面的准备:

(1)饮食:① 进食高热量、高蛋白、高纤维素以及富含维生素的食物,多饮水,以保证营养供给,并保持大便通畅。② 手术前 12 小时禁食,术前 4 小时禁饮,以防止在麻醉手术过程中发生呕吐、误吸而导致吸入性肺炎、窒息等意外。

（2）制动与休息：以防止骨折后骨折断端刺伤血管、神经、肌肉而加重损伤。

（3）胃肠道准备：术前训练床上大小便，以防止术后不习惯卧床排便而致便秘或尿潴留。连续3天无大便者需告诉护士，以便使用药物通便。

（4）锻炼：进行手术后适应性锻炼，如深呼吸、咳嗽、咳痰等。

（5）个人卫生指导：① 术前1天洗澡、洗头、更换手术衣，剪指甲。配合护士做好手术区皮肤准备。② 若有手足癣、皮肤溃烂，或女性患者在月经期，需及早报告医护人员。③ 术前排空膀胱，取下活动性假牙及贵重物品，由家人代为保管。④ 术前配合医护人员做好各项检查及配血、药物过敏试验等准备。

65 为什么骨折患者需要输血？

骨折出血与身体其他部位出血有所不同。

（1）骨骼中分布着供应营养的血管：骨折时这些血管必然受伤，引起出血。皮肤、肌肉出血时，血管断端可以自行收缩，帮助止血，但处于坚硬骨组织中的血管却难以收缩，从而造成出血难止。

（2）骨髓是造血"基地"：骨髓里面充满血液，因而，骨松质、粗的长骨骨折及多处骨折时，出血往往较多。开放性骨折，血液流出体外；闭合性骨折，血液流出血管外，淤积在肌肉、筋膜等软组织处,使局部肿胀。有时,骨折本身出血不多,但并发内脏损伤,也可导致大量出血。骨折开放复位内固定手术时,应用止血带,可以减少出血。但脊柱、髋部、肩部骨折手术,无法应用止血带,出血量较多。

血液约占体重的 8%,生理功能十分重要。成人体内血液总量为 5 000~6 000 mL。短时间内出血过多,超过总量的 20%,将危害健康;超过 30%,则可能威胁生命。因此,骨折患者也需要输血。

66 骨折患者输血可能会发生哪些不良反应?

输血有时会引起不良反应,其中比较常见的有发热反应和变态反应(过敏反应)。前者表现为输血过程中或输血后体温升高;后者多表现为皮肤瘙痒或出现荨麻疹。近年来,医学专家又逐渐注意到,输血可能削弱人体的防御、保护功能。输血的另一个潜在危险是发生交叉感染,特别是引起各种类型的肝炎、梅毒、艾滋病等。

因此,千万不要将血液看成是神秘的营养药或补品,认为输血多多益善。人体对失血有相当大的代偿能力:失血后骨髓中可以生成红细胞、白细胞和血小板,肠道加快吸收水和矿物质进行补充,蛋白质亦可由肝脏利用肠道吸收的营养物质合成。

大量实验和临床观察证明,用类似人体细胞外液体的溶液来补充中、小量的失血,效果更好,不但能保证氧气供应,还能防止微循环障碍、红细胞凝集等病理改变。只有一次失血量超过总量 20%(约 1 000 mL)以上时,才要考虑输血。

 手术治疗可能会有哪些风险?

由于手术会造成损伤、出血等,术后可出现各种并发症。骨科手术最早可能合并的就是麻醉风险,麻醉的死亡率一般是 1/20 万,另外还可能出现由于麻醉导致的并发症,比如神经损伤和麻痹,椎管内麻醉导致的头痛、胃内容物的误吸、心律失常及心搏骤停等。也可能出现关节炎,尤其是创伤性关节炎,术中及术后失血、血管损伤、深静脉血栓和肺栓塞。其他风险包括:

(1)心血管意外:多见于原有心脏病或动脉硬化代偿功能较差的患者。

(2)肺膨胀不全和肺部感染:多见于老年人和有慢性呼吸道感染史者。

(3)胃肠道并发症:甚为常见,如① 腹胀:为术后胃肠的蠕动减弱或消失,表现为肠麻痹或胃扩张;② 应激性溃疡:急性胃黏膜损害、出血性胃炎、糜烂性胃炎等,见于各种大手术。

68 药物治疗主要分哪几类?

（1）抗菌药：对于手术患者，用以预防感染；对于开放伤患者，则需用以抵抗伤口污染引起的感染。

（2）镇痛药：主要应用于对症处理骨折及手术引起的疼痛。

（3）促进骨质修复药物：主要为生物提取活性物质，可以促进人体骨质修复。

（4）营养支持药：骨折患者由于卧床等原因，饮食可能减少，需使用营养支持药，以补充营养。

（5）抑酸药：用于预防应激性溃疡。

（6）利尿药：减轻患者局部肿胀，缓解疼痛，并且可预防骨筋膜室综合征。

（7）神经营养药：合并神经损伤患者，需使用神经营养药，促进神经修复。

69 骨折患者应用药物治疗有效吗?

骨折患者应用药物治疗，并非使得患者骨折马上长好，而是应用药物控制病情进展，避免骨折引起的相关并发症的发生，防止患者病情进一步加重。药物治疗可以起到辅助治疗的作用，能够有效地减轻疼痛，达到消肿止痛、活血化瘀的效果。患者在骨折之后,可以通过冷敷的方法进行消肿止痛处理。在 48 小时之后,进行热敷能够促进局部的血液循环,缓解症状。在骨折恢复后期,患者也可以配合服用钙片,达到补钙的效果,也可以服用接骨的药物进行治疗,促进骨折的愈合。同时还需要进行康复功能的训练,促进关节功能恢复。

70 镇痛药对患者有什么影响? 可以多用吗?

镇痛药大体可分 3 类,什么情况下使用什么样的止痛药,是很讲究的。

(1)解热镇痛抗炎药:常用的有阿司匹林、吲哚美辛、保泰松、对乙酰氨基酚、布洛芬等,止痛作用比较弱。此类药物虽没有成瘾性,但有造成胃出血的可能,有严重胃病的患者是不适合使用的,肾功能不好的患者也应慎用。

(2)中枢性镇痛药:以曲马多为代表,是人工合成的中枢性镇痛药,其镇痛机制与阿片类药物不完全相同,故列为非麻醉性镇痛药。曲马多的止痛作用比一般的解热镇痛药要强,但又不及麻醉性镇痛药,其镇痛作用约为吗啡的十分之一。主要用于中等程度的各种急性疼痛及手术后疼痛等。此类药物对于胃肠道的刺激较小,也不会成瘾,适合有胃病的患者使用。但这类药的止痛作用较强,一般不作为首选。

(3)麻醉性镇痛药:以吗啡、哌替啶等阿片类药物为代表。此类药物镇痛作用强大,有极强的成瘾性,一般仅用于晚期癌症患者的止痛。国家对这类药物有严格的管理制度,不能随便使用。

合理使用镇痛药是关键,首先要根据医嘱,正确掌握药物的种类、剂量、用药途径和用药时间,还要注意用药应从小剂量逐渐加大,以减少不良反应。当疼痛减轻后,药量可逐渐减少。判断一种镇痛药的疗效,一般以 3～5 天内是否有作用为准。

滥用镇痛药后果严重,如果出现某种疼痛,切勿盲目滥服镇痛药,而要尽快去医院,请医生查明病因,对症治疗。

71 为什么骨折患者常需要使用抑制胃酸分泌的药来保护胃黏膜?

休克、创伤、手术后和严重全身性感染时,机体处于应激状态,严重者可发生应激性溃疡,常伴有出血症状,是一种急性胃黏膜病变。应激性溃疡的发病率近年来有增高的趋势,主要原因是由于重症监护的加强,生命器官的有效支持,以及抗感染药物的更新,增加了发生应激性溃疡的机会。抑制过多的胃酸是治疗溃疡病的主要手段,因而骨折患者常需使用抑制胃酸分泌的药物来保护胃黏膜。

72 为什么骨折了还需要使用抗凝血药?

骨折后有可能形成静脉血栓,栓子脱落随血液循行,易造成深静脉血栓或肺栓塞而危及患者生命。抗凝血药可防止血栓形成，但抗凝血药对骨折愈合又有一定的影响。

（1）抗凝血药可使骨折断端纤维蛋白血块减少，并降低局部钙浓度。其中肝素多糖结构与硫酸软骨素相似，两者形成竞争机制，从而降低骨折部黏多糖浓度而影响骨愈合。

（2）长期应用抗凝血药还会引起骨质疏松和自发性骨折，可延迟骨愈合或造成骨折不愈合。

73 骨折患者并发神经损伤的话，药物治疗有效吗？

骨折造成神经损伤的治疗方法主要包括物理治疗、药物治疗、手术治疗等。对于骨折患者，应检查患肢的运动和感觉，判断有无神经损伤。如桡骨干骨折，可有桡神经损伤；肱骨内髁或内髁上骨折，可并发尺神经损伤；桡骨下端骨折，可伤及正中神经；腓骨、胫骨骨折，可伤及腓总神经。骨折患者并发神经损伤，应根据不同情况，决定探查神经，或观察一段时间无恢复时再做探查手术。

如果神经损伤的情况过于严重，还可以遵医嘱口服营养神经的药物进行治疗，比如甲钴胺片、谷维素片、维生素 B_{12} 片等，起到营养神经的效果。

第四篇
手术治疗

 什么是内固定？ 主要有哪些类型？

　　内固定是用金属螺钉、钢板、髓内钉、钢丝等直接在断骨内或外面将断骨连接固定起来的手术，以保持骨折断端的复位和初期稳定。钛合金钢板、髓内针、钛网、骨锚、克氏针、钢丝、螺钉、动力髋螺钉、椎弓根钉、钉棒系统等都是常用的内固定物。骨折的类型、骨折的分型、骨折的部位及患者能承受的费用等条件，决定了采用哪种内固定物进行固定手术。内固定物还分国产和进口，进口的内固定物相对价格较高。

 什么是钢板？ 什么是髓内钉？ 什么是螺钉？

　　（1）钢板：是带有螺纹孔的骨折固定器械，通过螺钉固定在骨骼表面起到稳定作用。有的钢板还可以通过锁定螺纹孔与螺钉成为一体，达到角稳定作用。

　　（2）髓内钉：为长条针形骨折内固定器械，属骨钉的一种，是治疗长骨骨折的首选器械之一。按其结构可分为中空型和实体型两大类。

（3）螺钉：一种可以将较小的扭转力转变成较大的沿螺钉轴线方向压力的装置，能够使两个表面加压聚合在一起（通常是骨折面）。可以单独用于骨折固定，也可以与钢板、髓内钉组合用于骨折固定。

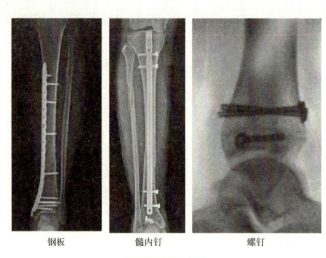

| 钢板 | 髓内钉 | 螺钉 |

骨折内固定方式

76 内固定手术治疗骨折的优势是什么？

内固定手术治疗骨折的主要优势是可以较好地保持骨折的解剖复位，比单纯外固定直接而有效，特别在防止骨折断端的剪切或旋转活动方面更为有效。另外，有些内固定物有坚强的支撑作用,术后可以少用或不用外固定,以减少外固定的范围和时间。坚强的内固定有利于伤肢的功能锻炼和早期下床,减少因长期卧床而引起的并发症,如坠积性肺炎、深静脉血栓、尿路感染和压疮等。

77 内固定手术治疗骨折可能带来哪些问题?

不论何种金属内固定物,对人体来说都是异物,临床上常见到在内固定物的下面及周围发生骨质疏松或骨吸收,从而导致内固定松动。一旦发生感染,金属异物将会严重阻碍伤口和骨折愈合速度。同时,内固定植入需剥离软组织和骨膜,如剥离过于广泛,将可能影响血运,延迟骨折的愈合。还会发生局部伤口迁延不愈,若伤口护理不当引起局部感染,容易导致局部伤口持续不愈合,甚至是引发严重后果,并可能存在局部异常疼痛感,随着局部伤口的愈合,局部瘢痕组织形成。由于体内骨折处存在钢板,会随着活动对周围组织产生刺激,造成局部疼痛不适。

78 内固定手术后,内固定物在体内可能会带来什么影响?

制造内固定器材的金属,都经过反复测试选择,对人体安全无毒,相容性良好。但它们毕竟与有生命的机体组织不同,终究是一种异物,长期留在体内可能引起不良反应。

(1) 诱发迟发性感染:细菌等病原微生物常可在皮肤、黏膜受到微小创伤、局部抵抗力低下之时进入人体。机体活组织内布满毛细血管,其中具有识别、攻击病原体的白细胞,可将病原体很快歼灭。而置于骨骼内的坚硬钢板、钢钉等,由于没有血管分布,缺乏这种抵抗能力,因而容易成为细菌的藏身之地。细菌生长繁殖起来,即造成感染。

(2) 造成附近骨质疏松:骨骼的基本功能是保护、支撑和运动,总之是受力。在一定范围内,它受力越多,越是坚强。内固定物,尤其是钢板,具有一种应力遮挡作用。它承受了本应由骨骼承受的应力,这在骨折早期,对于保持位置、恢复运动功能等有好处。但骨折愈合后,它就有弊端了。由于缺乏力的刺激,附近骨质可越来越疏松。骨质过于疏松,螺钉固定不牢,可发生松动,这时可能导致再次骨折。

(3) 引发并发症:置于骨外的内固定物,可刺激软组织,引起滑囊炎等并发症。如股骨骨折的髓内钉尾部位于臀部皮肤肌肉深面,由于髋关节活动,表面可以造成滑囊发炎,产生积液,可引起疼痛或限制关节活动。在个别情况下,儿童骨折的内固定物如果久不取出,随着儿童的生长发育,内固定物的位置可能发生变化,压迫神经、血管,引起瘫痪或血管瘤等严重并发症。

(4) 电解反应:人体的血液、淋巴液和组织液等含有各种离子,是一种电解质溶液。内固定钢板虽然化学性质相当稳定,但日积月累,也可发生明显的电解反应,导致组织水肿。因此,骨折内固定物,大多可在骨折愈合后的适当时机拆去。这个时机很有讲究。骨折愈合的时间与骨折部位、类型,患者年龄、营养状况及治疗方法有关,短则1月,长则半年以上。但这并不意味着骨折一旦愈合就应立即取出内固定物。早期骨痂是坚硬的类骨质,多呈梭形,包裹骨折断端,其外表粗糙,内部结构杂乱无章,牢固度也差。这时拆除内固定物,为时过早。

79 内固定物需要取出吗?

大多数保留内固定物的患者无明显不良反应,可以暂时不取出。内固定取出术具有一定风险,包括局部血肿、感染、再骨折、神经损伤、内固定残留取不出等,并发症率为3%~20%。前臂和股骨中下段骨折钢板取出术后发生再骨折的风险相对较高。是否取出内固定物,要根据患者年龄、身体情况,内固定部位、手术风险等情况综合考虑。

取出内固定物的具体时机,应由医生确定。除了引起并发症的情况以外,原则上宁可适当推迟,也不要提前取出。个别手术风险大,或是高龄患者,也可暂不拆除,长期观察。

少数情况下,内固定物的位置恰好靠近神经、血管。第二次手术的解剖层次不如首次手术清楚,反而增加损伤机会。此外,也有由于骨骼生长过牢,将内固定物包埋其中,造成寻找困难的,或螺钉尾槽损伤变浅,或钉、钢丝折断,拆除费事,甚至取不出的。

经验丰富的骨科医生会根据患者的具体情况恰当处理。总之,拆除内固定物的手术,一般比第一次对位固定术要容易一些,手术时间也短。

下面几种情况需要考虑取出内固定物(骨折未愈合的情况不在讨论范围):

(1)骨折愈合,但有不适的临床症状,如疼痛,感染,功能受限,内固定物松动、退出、断裂引起局部不适,甚至有钉在皮下有穿破皮肤趋势者。

(2)微动关节部位的内固定,如肩锁关节的钩钢板固定、下胫腓联合螺钉固定、耻骨联合钢板等。

(3)内固定周围发生腐蚀性骨吸收或有松动、断裂迹象,如脊柱内固定松动。

(4)特定职业,如运动员、杂技演员、舞蹈演员等的内固定物有引起应力骨折风险者,应考虑取出。

(5)患者或者儿童患者的家长不愿面对内固定物长期滞留体内的不确定性,主动要求取出者。

(6)脊柱骨折内固定若未进行植骨融合,取出内固定物后将解放原固定椎体间的椎间盘,增加脊柱活动度,避免内固定失败和相邻椎体退变。

(7)极少数存在金属过敏现象的患者。

(8)患者对体内内固定物的存在有严重心理障碍,坚决要求取出者。

80 什么是外固定支架?

外固定支架是一种利用固定钉和外支架组成的框架式皮外固定系统,能够在手术或损伤范围之外稳定骨折和软组织,提供骨折初期稳定,并为二期手术创造条件。外固定支架有利于刺激骨痂生长及骨骼塑形。骨折外固定支架由固定针和外支架两部分组成。外支架由两个半架体配合插接组成,插接部位设有连接限位销,连接限位销与其中一个半架体固定,与另一个半架体的滑槽为动配合。采用骨折外固定支架固定后,在骨折愈合过程中,应力刺激可使两个断骨固定点之间的间距同步缩小,从而消除应力遮挡,促进骨折愈合,但应在医生的指导下应用。

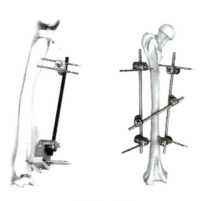

外固定支架

81 外固定支架治疗会给骨折患者带来什么风险?

(1)虽然骨外固定支架在治疗骨折的时候不出血、创伤小,但是对穿针的角度有着比较严格的要求,如果角度不当的话,可能会对血管、神经造成一定的损伤。

（2）由于一些外固定支架过于繁杂且笨重，不便于患者穿戴，从而给临床推广工作带来了一定的障碍。

（3）钢针的插入可能会引起肌肉组织的刺激与疼痛，从而对肌肉的正常收缩过程产生干扰。这种干扰可能会导致肌肉收缩无法顺利进行，造成不适或功能障碍。另外，针刺还可能通过触发神经末梢的反应，影响神经传递至肌肉的信号传输。这种信号传输的干扰可能对肌肉的收缩力产生直接影响，使其无法达到正常水平。

（4）由于是经皮穿针，部分钢针会留在体外，可能导致针道感染和钢针松动等并发症。此外，如果发生并发患肢肿胀，还有可能导致皮肤压迫性坏死。

82 外固定支架什么时候拆除合适呢？

外固定支架的拆除时间取决于多个因素。一般情况下，拆除外固定支架应等到骨痂完全形成并稳定之后，这通常需要大约 2 个月的时间。然而，确切的拆除时间还需要根据定期复查的结果来确定。

在定期复查过程中，医生将评估骨折愈合的情况。他们可能会要求进行 X 线检查，以确定骨痂的形成和稳定程度。如果骨痂没有完全形成或者骨折处仍然不稳定，那么外固定支架的拆除时间可能会延迟。相反,如果骨折处已经完全愈合并且稳定,医生可能会建议尽早拆除外固定支架。

除了骨折愈合情况,患者的症状和体征也是决定外固定支架拆除时间的重要因素。如果患者没有疼痛、肿胀或其他不适感,并且能够正常使用受伤的部位,那么医生可能会考虑提前拆除外固定支架。然而,如果患者仍然有疼痛、肿胀或其他不适感,医生可能会推迟拆除时间,以确保骨折完全稳定和康复。

总之,外固定支架的拆除应在骨痂完全形成且稳定之后进行。然而,具体的拆除时间需要根据定期复查结果来决定,并考虑患者的症状和体征。及时与医生沟通并遵循他们的建议是确保适时拆除外固定支架的关键。

83 为什么有的骨折患者需要一期外固定,再进行二期内固定?

针对软组织损伤比较严重的患者,尤其是软组织感染风险较高的开放性骨折的患者,往往需要一期外固定,再进行二期内固定。

一期外固定是指在骨折发生后的最初阶段,通过外部装置(如石膏或金属支架)对骨折部位进行固定,以稳定骨折断端并保持正确位置的治疗方法。这种外固定可以迅速减轻骨折部位的压力,促进愈合,并减少局部的炎症反应。然而,一期外固定通常只能提供有限的稳定性，对于某些严重的骨折来说，仍然无法完全满足治疗需求。在这些情况下，医生可能会在一期外固定后决定进行二期内固定。二期内固定是指在骨折开始愈合后，通过手术将金属钉、板等固定在骨折部位，以提供更加稳定和持久的支撑。这种内固定能够确保骨折断端的准确对位，促进骨折愈合过程，同时减轻患者的痛苦，缩短恢复时间。

因此，对于某些骨折患者来说，一期外固定和二期内固定相结合的治疗方案可能是最适宜的选择。一期外固定能够迅速稳定骨折部位，减轻疼痛和炎症反应，为后续的手术做好准备。而通过二期内固定，医生可以进一步确保骨折的稳定性和正确愈合，提高患者的康复效果和生活质量。

84 什么是人工关节？

人工关节是为挽救已失去功能的关节而设计的一种人工器官，它在人工器官中属于疗效最好的一种，主要包括髋、膝、踝、肩等关节。人工关节通常由金属、陶瓷或塑料材料制成，以模拟自然关节的结构和功能。

手术时，医生会将受损的关节骨头和软骨组织移除，并调整相应的骨表面以适合人工关节的植入。随后，人工关节会被固定到骨头上，通常使用特殊的骨水泥或螺栓进行固定。最终，关节周围的肌肉和韧带会被缝合合并，手术切口会被封闭。

人工关节置换术的主要目标是减轻患者的疼痛、恢复关节功能并提高生活质量。通过植入人工关节，患者可以重新获得关节的正常运动范围和稳定性，从而提高日常活动和体力锻炼的能力。此外，这种手术还有助于预防进一步的关节损伤和疾病的发展。一般来说，髋、膝关节使用年限可达 20 年以上。随着科技进步，人工关节置换术已经是一种十分成功的手术。它可以即刻消除关节疼痛，恢复关节的正常活动功能，使长期受关节病痛折磨的人们再次获得新生，手术后可以像正常人那样行走、爬楼、旅行、工作、购物和进行体育锻炼等。

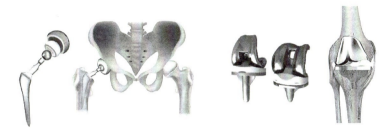

人工髋关节假体(左图)与人工膝关节假体(右图)

85 目前可以进行哪些人工关节置换？

人工关节置换术(又称关节置换术)是一种常见且广泛应用的外科手术，旨在缓解由于关节疾病或损伤引起的疼痛和功能障碍。目前，已研制出膝、髋、肘、肩、指、踝、腕关节假体用于临床置换手术，根据患者的具体情况和需求，医生可以选择最合适的手术方式。

　　最常见的人工关节置换术之一是膝关节置换术。这种手术通常用于治疗因骨性关节炎、创伤性损伤或其他关节疾病导致的膝关节疼痛和运动功能受限。膝关节置换术可通过替换受损的膝关节组织，包括骨和软骨，以人工关节部件来恢复膝关节的正常功能。另一种常见的人工关节置换术是髋关节置换术。髋关节置换术主要用于治疗因髋关节退行性疾病、骨性关节炎或骨折等问题引起的髋关节疼痛和功能受限。手术过程中，医生会替换受损的股骨头和关节盂，以人工髋关节来取代原有组织，使患者可以恢复正常的髋关节功能。此外，还有其他类型的人工关节置换术，例如肩关节置换术、踝关节置换术、指关节置换术等。这些手术适用于治疗相应关节的疾病或损伤，以缓解疼痛、改善运动功能和提高生活质量。

　　需要注意的是，选择进行何种类型的人工关节置换术应由医生根据患者病情和个体差异来决定。在考虑手术前，医生通常会进行全面评估，包括身体检查、影像学检查和患者的病史。只有在充分了解患者情况并与患者充分沟通后，医生才会确定最合适的人工关节置换术方案。

86 什么样的骨折患者需要进行人工关节置换？

　　人工关节置换术是一种常见的手术技术，可用于治疗严重骨折患者。这些患者通常出现骨折无法通过传统手术方式恢复的情况。

（1）人工关节置换术适用于那些骨折严重到无法通过其他手术方法恢复的患者。这可能包括复杂的骨折类型，如粉碎性骨折或多发性骨折。这些骨折通常涉及关节表面的广泛损伤，使得传统的骨折固定手术难以实施。

（2）人工关节置换术也适用于那些骨折引起关节功能不全的患者。这可能包括关节强直、关节间隙异常、关节软骨严重磨损等情况。在这些情况下，骨折导致关节功能受限，影响患者的日常活动和生活质量。

（3）人工关节置换术还适用于老年患者或有其他严重健康问题的患者。由于老年人骨质疏松，骨折后的愈合过程可能较缓慢或出现并发症。老年人股骨颈骨折后，由于血供不好，发生股骨头坏死的概率很高，并且长时间卧床，容易引起肺炎、压疮、尿路感染等并发症。因此，如果身体条件允许，一般会建议行人工关节置换术，这样可以尽早下床进行功能锻炼。

（4）人工关节置换术还可以考虑作为骨折治疗的最后手段。即使其他手术方法无法成功，例如内固定术或骨移植术，人工关节置换术仍可被视为可行的选择。患者和医生应共同决定是否进行此类手术，医生需要根据患者的整体健康状况、手术风险和预期结果来评估。

87 人工关节置换术有什么优势？

人工关节置换术可以显著减轻关节疼痛。由于关节疾病、退化或损伤造成的疼痛常常严重影响患者的生活质量和日常活动能力，人工关节的使用可以有效缓解疼痛，使患者得以重新恢复与家人和朋友的正常社交互动，并进行疼痛限制之外的日常活动。

人工关节置换术还可以恢复关节的正常功能。当关节受损时，该术可恢复受损关节的正常运行范围，使患者能够自由弯曲、伸直和旋转受影响的关节。这不仅有助于改善患者的运动能力，还可以提高他们的独立性和生活质量。

人工关节置换术的长期效果可靠。良好设计和制造的人工关节通常具有较长的使用寿命，并且在手术后的多年内能够保持其功能。这意味着患者可以长期受益于手术的效果，而不必担心过早出现关节问题。

人工关节置换术还可以改善患者的精神状态。由于关节的活动限制和疼痛，许多患者可能会陷入困境和抑郁。手术后，当患者感受到关节功能的恢复和疼痛的减轻时，他们往往会感到满足和愉悦。这种积极的心态和精神状态可能会对康复产生正面影响，并促使患者更加主动地参与康复过程。

综上所述，人工关节置换术具有显著的优势，包括减轻关节疼痛、恢复关节功能、长期效果可靠以及改善患者的心理健康。

然而,在决定是否进行人工关节置换术时,医生和患者应充分考虑手术的风险和禁忌证,以及个体情况和健康状况,最终的决定应该是经过仔细权衡利弊得出的。

88 人工关节置换术后存在什么风险?

人工关节置换术是一种常见的手术,用于治疗严重的关节疾病或损伤,如骨性关节炎或骨折等。尽管这种手术在改善患者生活质量方面取得了成功,但仍存在一些潜在的风险。

术后感染是人工关节置换术的主要风险之一。尽管医生采取了许多预防措施来减少感染的风险,但仍有可能发生。感染可以导致严重的并发症,并可能需要额外的手术和长期的抗生素治疗。

人工关节置换术后可能会出现血栓形成的风险。手术后,患者通常需要卧床休息一段时间。这种缺乏运动的情况可增加静脉血液凝结的风险,从而导致血栓形成。如果血栓脱落并进入肺部,就会引发肺栓塞,这是一种严重的并发症。

人工关节置换术还存在人工关节松动或脱位的风险。尽管医生会在手术中精确安装人工关节,但由于多种原因,如患者的活动水平、体重等,人工关节可能会松动或脱位。如果发生这种情况,可能需要进行修复手术。

人工关节置换术后还可能出现一些其他并发症,如神经损伤、血管损伤和骨折等。尽管这些并发症的发生率相对较低,但仍然需要医生密切监测患者的康复过程。

总体而言,虽然人工关节置换术可以显著改善患者的关节功能和生活质量,但仍然存在一些潜在的风险。患者在考虑进行手术时应与医生充分沟通,了解手术的风险和益处,并在手术后严格遵循医生的建议和康复计划,以降低并发症的风险。

89 什么样的骨折患者不适合行人工关节置换术?

人工关节置换术是一种常见的手术治疗方法,旨在改善骨折患者的功能和减轻疼痛。然而,并非所有的骨折患者都适合接受这种手术。以下是一些骨折患者不适合人工关节置换术的情况:

(1)活动性感染:如果患者当前正在经历活动性感染,如皮肤感染或尿路感染,那么人工关节置换术应该被推迟。感染会增加手术失败的风险及人工关节感染的可能性。

(2)严重心血管疾病:一些患有严重心血管疾病(如心力衰竭或心脏瓣膜疾病)的患者可能不适合接受人工关节置换术。手术会对患者的心血管系统造成额外压力,增加术后并发症的风险。

(3)严重肺部疾病:对于存在严重肺部疾病(如慢性阻塞性肺病或肺动脉高压)的患者,手术过程中需要进行麻醉和机械通气,这可能会增加呼吸系统的负担,导致术后并发症。

（4）严重全身感染：如果患者正在经历全身感染，如败血症，那么人工关节置换术应该被推迟。全身感染会对患者的免疫系统造成极大压力，增加手术后感染的风险。

（5）严重骨质疏松：对于严重骨质疏松的患者来说，人工关节置换术可能会面临一些挑战。由于骨质疏松使骨骼更加脆弱，术后关节的稳定性可能会受到影响，从而增加置换部位脱位或松动的风险。

90 什么是植骨？

植骨是用手术将骨组织移植到患者体内骨骼缺损、需要加强或融合的部位。植骨常用于治疗骨质缺损、骨折不愈合、脊椎及关节融合，填充囊性病灶或良性肿瘤刮除后所遗留的空腔等。由于骨骼来源不同，分为自体骨移植及同种异体骨移植，随着冷藏设备和无菌防腐技术的进步，现在多用骨库储存同种骨。

植骨手术通常需要先将患者的骨折部位或受损骨骼进行清洗和准备。然后，医生会选择合适的植骨物质，并将其安置在受损部位。这些物质可以通过固定装置（如钉子、螺钉或金属板）固定到骨骼上，以确保稳定性和正确的愈合。在有需要的情况下，医生还可以使用生物材料（如骨块、骨粉或基质）来刺激新的骨组织生长。

植骨的目的是恢复骨骼的结构和功能，以改善患者的生活质量。它可以帮助恢复受损骨骼的稳定性，加速骨折愈合过程，修复骨缺损，甚至用于骨组织再生。植骨手术通常由经验丰富的骨科医生或整形外科医生进行，并在手术后进行密切的监测以促进康复。

91 为什么需要植骨？

植骨是将健康骨组织移植到需要修复的部位，以促进新骨生长。为什么在骨科手术中需要植骨呢？首先，有些骨折造成的骨缺损较为严重，无法自行愈合，植骨可以提供必要的骨量和结构支撑，帮助受损的骨重新连接和愈合。其次，有些手术需要进行骨重建，例如脊柱融合术、关节置换术或矫形手术等。此外，通过植骨可以提供额外的骨结构，增强手术部位的稳定性和功能性。最后，植骨在外伤、肿瘤切除或感染等原因造成骨缺损的修复方面起着重要作用。

植骨具体有哪些重要作用呢？

（1）促进骨愈合：植骨可以为骨折或手术部位提供额外的骨量和支撑，促进骨的愈合和再生。

（2）增强结构稳定性：在脊柱融合术和关节置换术中，植骨可以提供额外的稳定性，确保手术效果持久，防止手术失败。

（3）修复骨缺损：植骨可以填补由于外伤、肿瘤或感染造成的骨缺损,恢复骨的完整性和功能。

（4）引导新骨生长：植骨材料可以作为新骨生长的"支架",引导和支持新骨细胞形成,加速骨愈合过程。

（5）减少手术并发症：通过提供额外的骨量和结构支撑,植骨可以减少术后并发症,如骨不连、骨折再次发生等。

植骨在骨科手术中起着至关重要的作用。它不仅可以促进骨愈合和重建,还能增强手术部位的稳定性,修复骨缺损,减少并发症。通过植骨,许多骨科手术能够获得更好的效果,帮助患者恢复健康。

92 自体骨可以取自哪里?

自体骨移植是一种常见的医疗技术,用于修复和重建骨骼缺损。这种移植手术中,自体骨可以取自身体的不同部位,常见的包括胫骨前内侧面中部、腓骨上段、髂骨翼、肋骨及离断肢体远端的健康骨。这些部位具有较好的骨组织质量和供应血管,适合用于骨移植手术。具体来说,胫骨前内侧面中部可以作为获取自体骨的来源之一,这一区域的骨骼质量较好,适合用于修复大小骨骼缺损;腓骨上段也是一个可供选择的来源,这一区域的骨骼坚固且形态适宜,适合用于修复长骨的损伤;除了这些骨骼部位,髂骨翼也可以提供适合移植的自体骨骼,髂骨翼是骨骼的突起部分,具有相对较大的骨量和骨密度,使其成为修复骨缺损的理想来源之一；此外，离断肢体远端的健康骨也可以作为供体，当发生严重的肢体创伤或截肢时，远端的健康骨骼通常可以提供足够的骨质用于重建和修复。

自体骨移植具有多种可供选择的来源，选取合适的来源对于手术的成功和患者的恢复至关重要。具体选择哪个部位要根据患者的具体情况、手术需求和医生的判断来决定。

93 同种异体骨和自体骨哪个更好？

在现代医学中，骨移植被广泛应用于骨折愈合、创伤修复及骨缺损等临床治疗中。同种异体骨和自体骨是两种常见的骨移植来源，它们有各自的特点和优势。

（1）同种异体骨优势：同种异体骨作为一种可行的骨移植来源，具有多个优势。首先，同种异体骨可以提供大量可用的骨组织，尤其对于需要大块骨移植的重建手术来说尤为重要。其次，同种异体骨不需要从患者自身提取，避免了二次手术损伤和并发症的风险。此外，同种异体骨经过配型后能够减少排斥反应的风险。

（2）自体骨优势：自体骨作为另一种常见的骨移植来源，也具备其独特的优势。首先，自体骨与个体的免疫系统相容性良好，排斥风险较低。其次，自体骨可以保留原有的生物力学特性和细胞活性，在植入后可以更好地适应周围组织。此外，自体骨也可避免传染病可能带来的潜在风险。

综上所述,同种异体骨和自体骨各有优势,但在选择适当的骨移植来源时,需考虑患者的具体情况和手术目标。同种异体骨由于供体资源充足和操作便捷,适用于需要大块骨移植的手术。而自体骨则在具备良好生物相容性和细胞活性的同时,避免了排斥反应和传染病的风险。综合评估患者需求和临床实践中的可行性,可以更好地确定同种异体骨或自体骨在特定情况下的优劣,并为骨移植的成功治疗提供有力支持。具体采用哪一种材料,要根据患者的病情和个人意愿来进行选择。

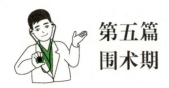

第五篇
围术期

94 什么是围术期？

围术期是指患者从手术开始到康复的整个过程,包括手术前、手术中和手术后的阶段。它是一个关键的时间段,需要医护人员密切关注和有效管理,以确保手术的顺利进行并最大程度地减少并发症的风险。

在手术前这个阶段,医生会评估患者的身体状况,包括检查患者的病史,进行体格检查,进行必要的实验室检查和影像学检查。这些都有助于医生了解患者的整体健康状况和是否存在与手术相关的风险因素。此外,手术前阶段还包括向患者提供相关信息,包括手术的目的、预期效果、可能的风险和并发症、麻醉方式及术后的护理和康复计划等。

手术中阶段是围术期的另一个关键阶段。在手术中,医生和麻醉师会密切合作,确保手术的安全和成功。麻醉师会根据患者的情况选择合适的麻醉方式,并监测患者的生命体征,包括心率、血压、呼吸等。医生则执行手术过程,遵循严格的操作规范和卫生标准,以确保手术的准确性和安全性。

手术后阶段是围术期的最后一个阶段。在这个阶段,患者会被转移到恢复室或病房,并接受密切监测和护理。医护人员会继续监测患者的生命体征,观察手术部位的情况,并及时处理任何并发症或不适。此外,医生还会指导患者进行康复训练和恢复计划,以促进伤口愈合和功能恢复。

在整个围术期中,医护人员的主要目标是确保患者的安全和顺利康复。他们会密切观察患者的病情变化,提供适当的药物管理和饮食指导,以促使患者尽快康复。此外,医护人员还应与患者及其家属进行有效的沟通,解答他们的疑问并提供必要的支持和鼓励。

95 手术前患者可能会出现什么意外?

在术前,骨折患者通常会出现剧烈疼痛、肿胀和活动障碍等症状。这种剧烈的疼痛有可能导致血压和血糖升高,甚至引发心脑血管意外,如脑卒中或心肌梗死。

特别是当肢体发生骨折,尤其是前臂和小腿骨折时,如果肿胀过于严重,可能会导致肌肉和神经急性缺血、缺氧。这种情况下容易发生骨筋膜室综合征,进而导致肌肉缺血、缺氧甚至坏死,严重的情况可能需要截肢。

老年人因为骨折而卧床不起,如果长时间不活动,可能会出现压疮、肺炎、尿路感染和深静脉血栓等相关并发症。因此,对于老年人特别要引起重视，及时采取措施，预防并发症的发生。

96 骨折患者术前应该如何调整用药？

既往身体健康的患者，骨折手术前大多不需要用药。但如果为开放性骨折，尤其是伤口已经感染的患者，为控制感染，术前需用抗生素。患者术前肿胀严重时，需要使用脱水消肿药物。

对于长期使用的药物，如抗凝药（如华法林）、抗血小板药（如阿司匹林）及非甾体抗炎药（如布洛芬），应在术前适时停药。这是因为这些药物可能会增加术后出血风险，并且影响手术中止血的效果。

如果患者正在使用免疫抑制药（如糖皮质激素）、免疫调节药或者其他药物来控制免疫系统的功能，医生需要根据具体情况，决定是否需要暂停使用这些药物。这是因为这些药物可能会影响术后伤口愈合和免疫系统的正常反应。

对于既往患有高血压等慢性内科疾病的患者，大多不需调整用药。糖尿病患者骨折后，由于疼痛等刺激应激，按照平时的用药不易控制血糖，在围术期一般要改为胰岛素皮下注射。

对于使用麻醉药物的患者，医生需要根据患者的具体情况，调整麻醉药物的使用剂量和种类。这是因为骨折患者往往需要手术麻醉，而麻醉药物的选择和使用方法会影响手术的效果和术后恢复。

97 为什么患者的血压、血糖太高不可以进行手术?

手术前,确定患者的血压和血糖值处于正常范围非常重要。患者的血压和血糖值过高可能会引发一系列严重的并发症,因此医生通常不建议在这种情况下进行手术。

首先,高血压对心血管系统造成的负担增加,容易导致血管破裂、器官缺血或缺氧等严重后果。手术过程中需要使用麻醉药物,而高血压患者的麻醉风险更高。此外,高血压还可能导致术后出血量增多,延长恢复时间。其次,高血糖也是手术禁忌因素之一。高血糖状态下,患者的免疫功能可能下降,容易发生伤口感染。高血糖还会干扰伤口的愈合过程。除了以上直接风险,高血压和高血糖还可能增加患者术后并发症的风险,例如心脏病、脑卒中、肾功能衰竭等疾病。对于已经存在这些潜在风险因素的患者来说,手术可能会带来更大的风险。

因此,为了确保患者手术的安全性和减少并发症的风险,医生通常会在手术前优先处理患者的高血压和高血糖问题。通过药物治疗、饮食控制、运动等方式来恢复和维持正常的血压和血糖值,以确保手术的顺利进行,并减少术后并发症的发生。

98 围术期为什么需要使用胰岛素调整血糖？

围术期血糖控制的成功与否与患者的康复和预后密切相关。糖尿病患者在疾病、麻醉、手术创伤等应激情况下，由于内分泌调节的异常、细胞因子的大量释放及胰岛素抵抗的增加，都会出现血糖大幅度的波动。胰岛素作为一种关键的激素，在围术期起着不可或缺的作用，使用胰岛素来调整血糖水平具有重要意义。

围术期因各种因素可能出现血糖波动，如手术刺激、麻醉药物、应激反应等。这些因素可能会引起血糖水平的快速上升或下降，严重影响患者的生理状况。通过使用胰岛素进行血糖调整，可以有效预防这些波动，维持血糖水平的稳定。

围术期患者常常需要忍受较长时间的禁食，这对于血糖控制是一大挑战。胰岛素的使用可以帮助患者将禁食期间的血糖维持在正常范围内，避免低血糖或高血糖的出现。高血糖在围术期被认为是许多并发症的风险因素之一，包括感染、伤口愈合受阻等。同时，胰岛素还可以促进细胞对葡萄糖的摄取和利用，提供能量，支持患者的身体代谢需求。

围术期后，患者常常需要忍受恢复期的疼痛、应激反应及可能涉及的感染等不良事件。这些因素会进一步干扰胰岛素的分泌和作用，加大血糖控制的难度。通过定期监测血糖水平，并根据实际情况调整胰岛素的剂量，可以有效应对这些挑战，更好地维持血糖平稳。

99 骨折术后可能出现的早期并发症是什么？ 如何预防？

骨折术后早期并发症及预防措施如下。

（1）压疮：有些患者可能因为骨折需要长期卧床，使局部组织受压，血液循环障碍，所以应每 2 小时更换体位一次，夜间也应每 3 小时更换体位一次。

（2）坠积性肺炎：长期卧床，肺部膨胀受限，使痰液排出不畅，容易使支气管分泌物坠积于肺底，若并发感染，则将引起坠积性肺炎，尤其是老年人。因此，卧室要保持空气新鲜，定时通风换气，以利于呼吸道清洁。在帮助患者翻身时，同时还要帮助捶背，并鼓励患者做深呼吸，以增加肺活量，便于痰液排出，保持呼吸道通畅，防止肺炎发生。有吸烟嗜好者在此期间应尽量戒烟。

（3）泌尿系感染：骨折患者因卧床，大小便需要他人照顾，往往担心麻烦他人而不敢多喝水，这样很容易引起泌尿系感染，特别是女性患者感染率高。因此，家人要鼓励患者多喝水，每日应摄入 2 000 mL 以上水分，增加排尿量，清洁尿道，预防感染。

（4）便秘：骨折患者还要注意饮食调节，多吃新鲜蔬菜及含纤维素多的食物，保持每天排便一次，如 3 天未解大便，可给予缓泻剂（润肠丸等）。已有便秘习惯的患者，可以用食物调治，如蜂蜜、香蕉、橙等。新生骨的形成需要足量的钙、磷沉积而钙化，补充适量钙剂，再配以新鲜果蔬，有利于骨折的愈合。

（5）深静脉血栓和肺栓塞：具有易患因素者宜避免高胆固醇

饮食,给予低脂、富含维生素的饮食,多饮水,保持大便通畅,必要时给予缓泻剂或经常做距小腿关节跖屈、背伸动作,以加强小腿肌肉泵的作用,促进静脉回流。卧床患者至少每 2 小时翻身一次,鼓励并督促其在床上主动伸屈健侧下肢,做趾屈、背屈、内外翻运动及足踝的翻转运动。非必须制动的术后患者,应鼓励其早日离床活动,麻醉未清醒时可由家属被动活动距小腿关节,以促进静脉回流。静脉输液或采血时,应避免在下肢静脉或股动脉穿刺,特别是下肢反复穿刺,静脉输液和采血宜选用上肢浅静脉,动脉采血可选用桡动脉穿刺。对于下肢制动的患者,在手术或卧床时可采用间歇性腿部充气压迫法,加速下肢静脉回流速度。对长期卧床患者,护士会经常观察双下肢肤色、温度、肿胀程度及感觉,必要时测量双下肢同一平面的周径。发现异常应及时就诊,做到早期诊断、早期治疗。对高危人群行药物预防,用肝素、阿司匹林等抗凝药降低血液黏滞性,预防血栓形成。

(6) 脂肪栓塞:对骨折进行确实有效的外固定,操作时注意采用轻柔的手法,这对预防脂肪栓塞的发生十分重要。骨折部位如果固定不良,搬动患者容易诱发本病,须加注意。有人认为,骨折后立即进行内固定,其脂肪栓塞发生率较保守疗法低,可能与骨折局部异常活动减少有关。另外,患肢抬高也有预防作用。手法粗暴,打髓内针用力过猛,均可使血管内栓子增加。当脂肪栓塞发作时,随意搬动患者会加重症状。预防感染及防治休克对预防脂肪栓塞的发生均很重要。创伤后发生休克者,特别是休克时间长、程度重者,发生脂肪栓塞时症状严重。对这种病例,应注意纠正低血容量,输血应以新鲜血为主。此外,维持血液正常 pH,纠正酸中毒,给氧,并可使用蛋白酶抑制剂,重症者每天可用 40 万 KIE(抑肽酶单位)静脉滴注 6～10 小时。

100 骨折术后可能出现的远期并发症是什么? 如何预防?

骨折术后远期并发症及预防措施如下。

(1)关节僵硬:骨折患者术后要适当活动那些没有被固定的肢体、关节,以利于血液循环,防止肌肉萎缩、关节僵直。此外,被固定的患肢也要进行适当的收缩和放松运动。如早期可进行肌肉的长收缩活动,即运动时骨折部位的上、下关节应固定不动,肌肉尽最大力量收缩,然后放松。长收缩活动既可预防肌肉萎缩、增强肌力,又能使骨折断端紧密接触,促进骨折愈合。骨折部位固定约 2 周后应拍片检查,了解固定情况。当复位固定基本稳定时,应尽早进行此类主动运动,活动关节。

(2)缺血性坏死:由于大腿的股骨颈、腕部的舟骨及足部的距骨等部位的血管相对较少,一旦发生骨折,不但难以愈合,而且局部还容易发生缺血性坏死。目前尚无有效的预防方法。对容易发生缺血性坏死的骨折,应延长固定时间;对股骨颈骨折可能发生缺血性坏死的患者,应推迟下床活动时间及患肢负重时间,以减轻骨骼变形。

(3)损伤性骨化(骨化性肌炎):由骨膜下血肿机化、骨化而成,严重影响邻近关节活动,多由反复暴力复位引起,故复位时操作要轻柔。

(4)创伤性关节炎:多发生于关节内骨折。预防创伤性关节炎,首先要做好骨折的解剖复位。对于关节骨折,尤其是负重关节(如膝关节、距小腿关节等)的骨折,要认真进行复位和固定,决不能马虎,有时虽然骨折块大部分已复位,但仍有少部分未完全复位,这时应重新复位,直到满意为止。其次需要严格固定,关节骨折复位后,要根据实际情况选择适当的固定方式做好固定,防止骨折块再次移位。

101 有些骨折患者术后为什么还需要外固定(如石膏、支具)? 需要外固定多长时间?

某些骨折患者因骨折粉碎严重,内固定不够坚强或并发关节脱位,肌腱、韧带损伤等原因,术后还需要用外固定辅助治疗。术后外固定(如石膏、支具)的目的是提供额外的稳定性和支持,促进骨折断面的愈合。外固定可以限制骨折断端的移动,减少骨折复位时的错位风险,增加骨折愈合的成功率。

石膏外固定拆除的时间是在骨痂形成期,严格说应该在纤维性骨痂形成后才可以拆除石膏,这时骨折断端已经比较固定,足以承受肢体本身的重量,肢体可以进行不负重运动即功能锻炼。外固定留置的时间会因骨折的类型、严重程度及患者的个体差异而有所不同。通常情况下,骨折患者需要佩戴外固定数周至数个月的时间,以确保骨折断端足够稳定并有足够的时间进行愈合。但是有了足够的时间还不足以拆除石膏,必须结合骨折的 X 线片,了解骨痂的生长情况、骨折线的消失情况再决定。什么时候拆除,必须由骨外科医生决定,打两三个月石膏才拆除的不乏其人,只是一般在一个月左右即可拆除。

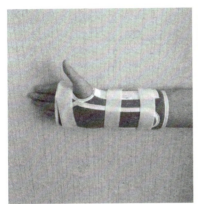 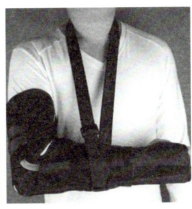

前臂外固定支具及长臂固定支具

第六篇
术后注意事项

102 一般骨折需要多长时间恢复（愈合）？

一般来说，骨折的愈合时间是指人体损伤后经过诊断、治疗达到临床医学一般原则所承认的治愈（即临床症状和体征消失）所需要的时间。这个时间与恢复时间的定义是不一样的，愈合时间一般是指临床症状与体征消失，恢复时间还包含了临床症状消失后的休养护理时间，以至恢复到正常活动水平的时间。具体骨折愈合时间如下所述。

（1）肢体骨折：锁骨骨折 70 天，肩胛骨骨折 60 天，肱骨干骨折 90 天，尺骨干或桡骨干骨折 90 天，股骨干骨折 120 天，髌骨骨折 120 天，胫腓骨骨折 120 天，踝部骨折 120 天。

（2）胸部骨折：一处肋骨骨折 30～40 天，多根、多处肋骨骨折 90 天，胸骨骨折 90 天。

（3）脊柱、骨盆骨折：脊柱骨折 120 天，骨盆稳定型骨折 90～120 天，骨盆不稳定型骨折 120～180 天。

（4）面部骨折：鼻骨线形骨折 30 天，鼻骨粉碎性骨折需行手术治疗的 60 天，上、下颌骨骨折 60～120 天。

骨折愈合的实际时间或许比上述时间稍长或稍短,具体由患者的年龄(儿童的愈合时间较成人短)、具体伤情及治疗方法等来决定。上述时间是按照一般情况的平均愈合时间来确定的。骨折患者要注意休息及补充营养物质,加快骨折的愈合速度。

103 骨折术后第一天应注意什么?

骨折术后的第一天非常关键,以下是需要注意的几点:

(1)休息和保护:术后第一天应尽量休息,避免过度活动或用力。使用助行工具(拐杖、轮椅等)来帮助行动,以减少对受伤部位的压力和冲击。

(2)疼痛管理:骨折手术后可能会感到疼痛不适,医生通常会开具镇痛药。按时服用医生建议的药物,并遵循正确的用药剂量。如果疼痛严重或无法缓解,及时咨询医生。

(3)避免湿气侵入:若使用石膏外固定,应避免接触水或泡水,以防止石膏变湿。可以使用塑料袋或专门的防水套将受伤部位包裹好,洗澡时要小心。

(4)观察伤口:观察是否有血肿、感染迹象(如红肿、发热、分泌物增多等),如有异常应及时向医生报告。

(5)饮食调整:保持均衡的饮食,摄入足够的营养物质有助于骨折的愈合。遵循医生的饮食建议,限制或避免摄入会影响骨折和伤口愈合的食物或药物。

（6）遵循医嘱：术后医生通常会给出特定的康复指导和建议，包括伤口护理、活动限制和康复锻炼等。应按照医生的指示执行，并及时报告任何不适或问题。

骨折术后第一天应密切观察患者的术后反应，包括创伤失血后恢复情况、麻醉反应复苏情况、手术后并发症等。常规观察血压、脉搏、呼吸、体温、神志、液体出入量、引流量；治疗方面包括输血、输液、镇痛药及抗菌药使用等。

104 骨折患者术后 2 周内应注意什么？

骨折患者在术后的 2 周内，需要特别注意以下几点：

（1）伤口护理：继续观察伤口，并按照医生的建议进行适当的伤口清洁和更换敷料。如果伤口有任何异常，如红肿、渗液或感染迹象，立即向医生报告。

（2）活动限制：根据医生的指导，严格遵守活动限制。避免承受过大的压力或进行过度活动，以免影响骨折的愈合进程。使用助行器具或支具有助于保持稳定并减轻受伤部位的压力。

（3）药物管理：按照医生的嘱咐继续服用镇痛药和其他处方药物。确保严格遵守用药剂量和用药时间。

（4）饮食与营养：保持均衡的饮食，摄入足够的蛋白质、维生素和矿物质，以促进骨折的康复和愈合。避免摄入过多盐分，以减少水肿的发生。

（5）康复锻炼：根据医生或物理治疗师的指导，进行适当的康复锻炼。这些锻炼有助于恢复受伤部位的功能和力量，并促进骨折的康复。

（6）定期复诊：按照医生的安排，定期进行复诊以评估骨折的康复情况。在复诊期间，告知医生任何不适或进展。

骨折患者术后 2 周内要密切观察创口的变化、全身反应（体温）、局部是否有炎症，做血液检查（白细胞计数、白细胞分类等），还要鼓励患者深呼吸，促使肺功能早日复原，避免发生并发症，以及协助翻身以避免压疮等。如患者使用引流管，应注意保持其通畅。骨科手术一般很少干扰胃肠道，因此饮食、药物经口服入比较容易，摄取食物的营养情况也容易掌握。但体弱或失血过多的患者，亦需要适当地补液或输血。患肢术后可能会逐渐出现肿胀，故需常规抬高患肢，促使静脉回流，加速消肿，还要观察患肢血液循环情况。术后鼓励患者锻炼，促进患肢功能恢复。

105 骨折患者术后 1 个月内应注意什么？

在骨折患者术后的 1 个月内，有一些注意事项可以帮助促进愈合和避免并发症。

（1）遵循医生的康复计划：医生会根据患者的具体情况制定康复计划，包括药物使用、伤口护理、康复锻炼等。确保按时服药，正确护理伤口，并按照医生指导进行康复锻炼。

（2）饮食均衡：保持良好的饮食习惯对于骨折愈合至关重要。确保摄入足够的蛋白质、维生素 C、维生素 D、钙和其他营养物质，以支持骨骼健康和愈合过程。

（3）避免过度活动：受伤部位尽量避免过度活动或过度负荷，以免影响骨折的愈合过程。遵循医生的建议，避免剧烈活动和提举重物。

（4）注意伤口护理：如果有外科手术，及时清洁和更换伤口敷料，遵循医生的指导。注意观察伤口是否有红肿、渗液、发热等异常，及时向医生报告。

（5）遵从物理治疗指导：如果医生建议进行物理治疗，则按照指导进行相应的康复锻炼。物理治疗可以帮助恢复关节灵活性、肌肉力量和平衡能力。

（6）保持良好的姿势和体位：正确的姿势和体位有助于减少不必要的压力和负荷，促进骨折愈合。在坐立或行走时保持正确的姿势，避免过度弯曲或扭转受伤部位。

（7）注意身体信号：注意伤处是否出现异常症状，如剧烈疼痛、肿胀增加、感染迹象、血肿等。如果出现异常，应及时告知医生。

106 骨折患者术后一般什么时候拆线？

一般需要 14 天进行伤口拆线，但是也不一定。对于大部分的伤口来讲，一般就是 2 周拆线，这个时候软组织基本愈合。但是也有个别的情况，比如局部伤口出现红、肿、热、痛，这时可能就要延迟，需要更长时间，比如 3 周拆线。

如果是特别严重的感染，比如术后 2～4 天出现伤口，甚至有红、肿、热、痛、积脓，要及时地把线全部拆掉，待脓流出来之后，再清创进行缝合，再进行治疗。当然对老年人来讲，合并有糖尿病、高血压、冠心病，甚至营养不良，拆线时间一般需要延长，可能需要延长 1 周的时间，也就是 3 周拆线。

当然，因骨科手术切口较长，伤口张力较大，过早拆线常因伤口愈合不牢，而使伤口崩裂，所以为了安全，也有部分间断拆线的情况，比如 14 天的时候拆一半，过 2～3 天再拆一半，这叫间断拆线。总之，骨折术后多久拆线，一般情况是 2 周，但也有上述一些特殊情况。

 骨折患者术后为什么需要进行复查拍片？ 多久复查一次合适？

在骨折患者的术后阶段，进行复查拍片具有至关重要的意义。首先，复查拍片可以帮助医生评估骨折治疗的效果。通过比较初次拍片与复查拍片的结果，医生可以判断骨折是否愈合、骨折位置是否稳定及骨折治疗方案是否有效。这种评估有助于医生调整治疗方案，以确保骨折能够正确愈合并防止骨折复发。其次，复查拍片还可以帮助医生及时发现并处理骨折愈合过程中可能出现的并发症。例如,复查拍片可以检测到骨折附近出现的感染、骨骼不稳定、关节僵硬等问题。如果这些并发症不能及时发现和处理,将会影响骨折的进一步康复和功能恢复。

就复查时间间隔而言,根据骨折类型、临床症状和患者的个体差异,复查时间间隔会有所不同。一般情况下,术后第一次复查拍片通常是在手术后的 1 个月,这个时间点可以评估手术的效果,并对骨折愈合情况进行初步判断。之后,复查的时间间隔将根据患者的具体情况进行调整。3 个月后如果一切正常,可以每3 个月拍一次,直至骨折愈合。

108 如果患者发生骨延迟愈合,该如何处理?

骨折愈合是机体自然修复的过程,机体自身存在着修复的物质条件和能力,但骨折在修复过程中也会受到干扰,这些干扰因素可以使骨折的修复过程不能顺利进行,影响骨折的正常愈合,形成骨折的迟延愈合、不愈合。因此,对骨折延迟愈合、不愈合,应及时找出原因,消除这些影响骨折愈合的有害因素,并采取相应的处理措施,包括:

(1)多学科团队合作:骨延迟愈合的处理通常需要多个专业领域的医疗人员共同合作。例如,骨科医生、康复治疗师和内科医生等都可能参与其中,以提供全面的治疗方案。

(2)评估患者整体健康状况:要解决骨延迟愈合问题,首先需要评估患者的整体健康状况。这包括评估患者是否存在其他与骨愈合相关的疾病或因素,如感染性骨折不愈合,则要首先考虑消除感染因素,按慢性骨髓炎处理,再综合考虑局部及全身情况,选择适当的固定方式和其他综合性治疗措施。

(3) 营养支持和补充:适当的营养是促进骨愈合的关键因素之一。在处理骨延迟愈合时,医疗团队可能会建议患者采取一些措施来改善饮食结构,确保摄入足够的蛋白质、维生素 C、钙和维生素 D 等对骨愈合有益的营养物质。

(4) 物理治疗和康复训练:物理治疗和康复训练在骨延迟愈合的处理中起着重要作用。这些治疗手段可以通过促进血液循环、增强肌肉力量和改善关节灵活性来刺激骨再生。

(5) 外科干预:对于严重的骨延迟愈合情况,可能需要考虑进行外科干预。比如,骨移植或使用骨增生材料来刺激骨再生。

109 骨不连的高危因素主要有哪些?

骨不连的原因是多方面的,并且极为复杂,但是总的来说有三个方面,即生物力学因素、局部因素及手术因素,其中手术因素引起骨不连的发生率高于其他两种因素。

(1) 生物力学因素:影响较小,但仍值得注意。骨延迟连接和不连接是由于生物力学异常造成的,包括骨痂形成障碍、骨痂钙化障碍、区域性加速现象低下、异常分化、骨改建异常、骨塑形异常和力学对骨塑形的影响。

（2）局部因素：这与创伤的性质及骨折部位有关。如骨折类型，开放性骨折（即伴有皮肤创口）、关节面骨折、多段性骨折及脆性骨折（如骨质疏松引起的骨折）都被认为是高风险因素。再如骨折位置，某些骨折发生在血供较差的区域，如腕骨和胫骨远端是常见的骨不连发生位置。以及骨折严重程度，复杂的骨折，如骨折段数量较多、骨折线不稳定或错位较大的骨折，更容易出现骨不连。

（3）手术因素：手术固定是骨折治疗的重要手段，使许多复杂骨折在治疗上取得满意效果，但绝不能忽视手术内固定可能带来的严重并发症之一的骨不连。据统计，骨折后有 5％～10％ 的患者发生延迟连接或不连接，其中手术引起的发生率更高。

110 骨不连的患者进行二次手术后，一定能愈合吗？

不一定。二次手术把骨折断端嵌入的软组织、硬化骨清除，使骨髓腔畅通或消除感染，通过植骨来消除骨折断端的间隙等，均只能为骨折的愈合提供有利条件。尽管进行骨不连手术的目的是促进骨骼的自愈能力并恢复其功能，但结果却可能因多种因素而有所不同。

首先，手术后的愈合过程可能受到患者个体差异的影响。每个人的身体状况和生理特点都有所不同，这意味着他们对手术的反应和康复速度也会有所差异。并且,患者的整体健康状况及患有其他慢性疾病的情况可能会对愈合结果产生影响。其次,手术技术的水平和操作规范也对愈合起着重要的作用。医疗团队在手术中的专业知识和经验水平将直接影响手术的成功率。如果手术操作不当或存在技术失误,可能会导致手术失败或延迟愈合的风险增加。此外,患者在术后的康复阶段是否遵循正确的康复指导和护理措施也是至关重要的。康复阶段的活动限制、药物治疗及定期随访等都是确保骨折成功愈合的关键。

尽管存在上述风险和不确定性因素,通过综合考虑患者的整体情况、医疗团队的专业水平及患者术后的康复管理,进行二次手术后成功愈合的可能性仍然相当高。对于骨不连的患者而言,重要的是与医生充分沟通,遵循医嘱并积极配合治疗,以提高骨折成功愈合的概率。

第七篇
骨折恢复及康复措施

111 什么是功能锻炼?

功能锻炼是运动疗法的一种,可徒手或利用特殊器械进行,具有促进运动器官功能恢复的作用。这种锻炼方法注重训练骨折患者在日常活动中所需的身体运动能力,包括力量、灵活性、平衡和协调等。功能锻炼对于骨折恢复至关重要,因为骨折可能导致肌肉萎缩、关节僵硬和功能障碍。通过功能锻炼,患者可以逐渐增加活动范围、恢复力量和稳定性,并最终恢复到正常的活动水平。功能锻炼的康复措施包括以下几个方面:

(1)抗阻力训练:通过使用举重器材、弹力带或者自身体重等方式进行训练,以增加肌肉力量和耐力。这些训练有助于恢复骨折部位周围的肌肉功能,提高骨折部位的稳定性。

(2)平衡和协调训练:通过一系列的平衡和协调训练,如单脚站立、倒立行走和平衡球训练等,帮助患者提高平衡能力和身体的协调性。这些训练有助于预防跌倒和其他意外损伤,并促进骨折恢复过程中的稳定性。

(3)柔韧性训练:通过拉伸运动和其他柔韧性训练方法,来提高肌肉和关节的灵活性。柔韧性训练有助于解决因长时间固定或康复期间缺乏活动而导致的肌肉紧张和关节僵硬问题。

（4）功能训练：针对日常生活中的功能需求进行特定的锻炼，帮助患者逐渐恢复到正常的活动水平。这些训练包括爬楼梯、走路、举重和其他日常生活动作的模拟训练。

112 骨折患者什么时候开始功能锻炼？

一般骨折后 1～2 周，患肢局部疼痛、肿胀，容易再发生移位，此时不宜做大幅度的活动，可做患肢的肌肉舒缩活动。目的是促进血液循环，利于消肿，防止肌肉萎缩和关节僵直。如前臂骨折时，可做轻微的握拳及手指伸屈活动。一般上臂和大腿前部均可做肌肉收缩放松运动，但原则上骨折的上、下关节可暂不活动，而身体的其他部位应进行适当的功能锻炼。2 周后当疼痛逐渐消失，肿胀消退，骨折部位日趋稳定时，除应继续进行患肢肌肉收缩放松运动外，应在健肢或他人的帮助下，逐渐而缓慢地活动上、下关节。活动的幅度和力量也应随着骨折接近临床愈合而逐渐加大。待骨折愈合后，可加强患肢关节的主动活动锻炼，使其逐渐恢复到正常的活动范围。

骨折患者何时开始功能锻炼应基于骨折严重程度、治疗方法和个人评估来确定。通过在医生的指导下进行定制化的功能锻炼，骨折患者可以加快康复，提高身体功能和生活质量。

113 骨折患者该如何进行功能锻炼?

患者可通过主动运动和被动运动两种方式进行功能锻炼。具体如下:

(1) 主动运动

这是功能锻炼的主要形式。根据患者的活动能力,在不引起骨折断端移位的前提下,尽早进行肌肉收缩放松运动及未固定关节的各向运动,来促进血液循环,增强体质,减轻创伤的全身反应,防止关节僵硬,因此主动运动应贯穿整个骨折修复过程。具体可分为两个阶段:

第一阶段:骨折1~2周内断端虽经整复,但不稳定,偶尔伴有轻度侧方移位或成角畸形的残余,此时骨折并发的软组织损伤尚需修复,局部疼痛、肢端肿胀仍存在,因此锻炼的主要形式是通过肌肉收缩放松运动及在不引起断端移位的情况下,进行上、下关节屈伸活动,以帮助血液回流,促进肿胀消退,防止肌肉萎缩。同时也通过肌肉收缩和舒张,使压力垫效应力增强,对稳固断端和逐渐整复残余畸形有一定作用。例如尺、桡骨双骨折,经复位固定后,即可进行指骨间关节、指掌关节的屈伸锻炼,手指内收外展,肘关节屈伸,肩关节屈伸、内收外展、旋转等锻炼。骨折2~3周后,肢体肿胀、疼痛症状已明显减轻,软组织创伤已基本修复,骨痂开始形成,断端初步连接,除加强进行肌肉收缩与放松运动外,其他关节均可逐渐加大主动活动度,由单一关节逐渐过渡到几个关节的协同锻炼,进行屈髋伸膝功能锻炼。采用主动、渐进、增强、太极式运动,患肢持续抬高 10 秒,放下 10 秒。

第二阶段:此时骨折已达到临床愈合标准,外固定和牵引拆除后,除了固定期间所控制的关节活动需继续锻炼修复外,某些患者由于初期锻炼比较差,固定拆除后,还可能存在关节黏连、关节囊挛缩、肢体水肿等症状,那么必须继续鼓励患者加强功能锻炼,配合中药外洗和推拿来促进关节活动和肌肉力量的迅速恢复。另外,还可根据病情需要,适当配合物理治疗,但仍应以主动运动为主。

(2)被动运动

按摩:适用于骨折断端有肿胀的肢体,通过轻微按摩,帮助肿胀消退。

关节被动活动:骨折固定初期,少数患者因惧怕疼痛,不敢做主动运动,宜在医务人员帮助下进行辅助性活动,促使患者更好地做主动运动,对早日消除肿胀、防止肌肉萎缩黏连和关节囊挛缩有一定作用,但操作时要轻柔,避免骨折再度移位和加重局部创伤。

114 功能锻炼与骨折的固定相违背吗?

不违背。

骨折固定是通过使用各种方法(如石膏、外固定器或内固定器)来稳定断裂的骨头。它的主要目的是减少骨头的位移,并促进骨头的愈合。因此,固定可以确保骨折部位的稳定性,预防进一步受伤,同时也为愈合提供必要的条件。

功能锻炼是一种通过特定的运动和活动来恢复患者的身体功能和运动能力的方法。这种锻炼可以帮助恢复肌肉的力量、关节的灵活性和平衡能力。对于骨折患者来说,功能锻炼对于恢复受伤部位的运动范围和肌肉力量至关重要。

没有系统的康复,从某种角度上来说,意味着患者一部分功能的丧失。对于骨折或关节脱位者来说,固定是必须的,但也有它明显的不利因素,如会造成肌肉萎缩、关节黏连,甚至关节囊挛缩、骨质疏松和软骨退化等。患者固定而卧床不起,易引发压疮、肺炎、尿路感染和尿路结石、下肢静脉血栓形成等并发症。

当存在骨折固定时,功能锻炼可能会面临一些限制。特别是在刚刚进行固定的初期,骨折部位需要足够的时间来愈合。过早地进行功能锻炼可能会导致固定的破坏或骨折的进一步移位,从而延缓愈合进程或导致骨折不稳定。

因此,在治疗骨折的早期阶段,医生通常会建议患者避免过度使用受伤部位,并限制活动范围。然而,一旦骨折开始愈合,并且医生认为稳定性已经得到了重建,功能锻炼就成为康复计划的重要组成部分。因此,在愈合至恢复期,如果骨折或脱位已得到妥善处理,病情已稳定,就应该进行康复锻炼。然而,在进行功能锻炼之前,医生必须评估骨折是否已经稳定,并确保进行恰当的计划和指导,以避免进一步的损伤。

115 缺乏功能锻炼的后果是什么？

骨折固定后缺乏功能锻炼会导致一系列不良后果。当骨折固定时，肌肉和关节周围的组织会因缺乏正常的运动而逐渐失去力量、柔韧性和稳定性。这可能会导致以下问题：

（1）肌肉萎缩：长时间固定后，受影响的肌肉会逐渐变得萎缩和无力。肌肉的负荷能力降低，不能像原来那样支撑和稳定身体部位。

（2）关节僵硬：缺乏运动会导致关节周围的软组织僵硬。缺乏正常的活动范围会限制关节的灵活性，并导致关节功能丧失。这可能导致日常活动的困难，如弯曲、伸展和旋转。

（3）骨密度降低：缺乏功能锻炼会导致骨质疏松。长时间不使用的骨头会逐渐丧失其密度和强度，增加骨折的风险。这对中老年人来说尤其重要，因为他们本身就存在自然骨质流失的情况。

（4）平衡和协调能力下降：缺乏功能锻炼会影响身体的平衡和协调能力。这可能导致行走时摔倒的风险增加。在完成日常活动时，例如上、下楼梯，或站立、久坐，也会感到不稳定和困难。

（5）心血管健康问题：长期缺乏运动可能导致心血管健康问题。缺乏锻炼会增加心脏病、高血压、高血脂和肥胖等疾病的风险。这些健康问题会进一步影响个体的生活质量。

　　因此，为了避免骨折固定后的不良后果，患者应积极参与康复计划，并根据医生或物理治疗师的建议，进行适当的功能锻炼。这将有助于恢复肌肉力量、关节灵活性和平衡能力，提高骨密度，并维持良好的心血管健康。

第八篇
骨折患者日常注意事项

116 **喝骨头汤、吃钙片能长骨头吗?**

　　有些人认为,骨折后多吃肉骨头,多喝骨头汤,可使骨折尽早愈合。其实不然,现代医学经过多次实践证明,骨折患者多吃肉骨头,非但不能加快愈合,反而会使骨折愈合时间推迟。究其原因,是因为受损伤后,骨的再生主要是依靠骨膜、骨髓的作用,而骨膜、骨髓只有在增加骨胶原的条件下,才能更好地发挥作用。而肉骨头的主要成分是磷和钙,若骨折后大量摄入,就会促使骨质内无机质成分增多,导致无机质与有机质的比例失调,就会对骨折的早期愈合产生阻碍作用。钙是构成骨骼的重要原料,有人认为骨折后多补充钙质,能加速断骨的愈合。但科学研究发现,增加钙的摄入量并不能加速断骨的愈合,而对于长期卧床的骨折患者,还有引起血钙增高的潜在危险,同时伴有血磷降低。这是由于长期卧床,一方面抑制对钙的吸收利用,另一方面肾小管对钙的重吸收增加。因此,对于大部分骨折患者来说,身体中并不缺乏钙,只要根据病情和医嘱,加强功能锻炼和尽早活动,就能促进骨对钙的吸收利用,加速骨折的愈合。尤其对于骨折后卧床期间的患者,盲目地补钙并无益处,还可能有害。

 117 **骨折患者日常饮食需要注意什么? 需要忌口吗?**

骨折患者和一般健康人的日常饮食相仿,选用多品种、富有各种营养的饮食就可以。不过老年人要注意,食物需易于消化和吸收,慎用对呼吸道和消化道有不良刺激的辛辣食品,如辣椒、生葱、芥末、胡椒等。为了更快、更好地促进骨折愈合,患者还应在骨折愈合的早、中、晚三个阶段,随着病情的发展,配以不同的食物,以促进血肿吸收或骨痂生成。

(1)早期(骨折后1~2周):饮食以清淡为主,如蔬菜、蛋类、豆制品、水果、鱼汤、瘦肉等,忌食酸辣、燥热、油腻食物,不可过早施以肥腻滋补之品,如肥鸡、炖水鱼等,否则瘀血积滞,难以消散,拖延病程,使骨痂生长迟缓,影响日后关节功能的恢复。

(2)中期(骨折后3~4周):饮食上由清淡转为适当的高营养补充,以满足骨痂生长的需要。可在初期的食谱上加以田七煲鸡之类,以补给更多的维生素 A、维生素 D、钙及蛋白质。

(3)后期(骨折后5周以上):饮食上可以解除禁忌,食谱可再配以老母鸡汤、猪骨汤、羊骨汤、炖水鱼等。需要注意的是,千万别盲目补钙。对于骨折患者来说,身体中并不一定缺钙,摄入过多钙,身体也不一定能全部吸收。另外,适当多吃一些西红柿、苋菜、青菜、卷心菜、胡萝卜等维生素 C 含量丰富的蔬菜,以促进纤维骨痂生长和伤口愈合。骨折患者一般无须忌口,对饮食没有什么特殊的限制,但有一点要特别提出的,就是不要吸烟。

118 为什么骨折患者一定要戒烟?

吸烟会延缓骨折的愈合,这是因为骨折时骨头断裂处的细胞可产生一种叫骨胶原的纤维物质,这种物质的作用是促使骨折愈合。但是,吸烟者吸入体内的一氧化碳和尼古丁却能阻碍氧气进入骨折附近的细胞,从而减缓骨胶原的生成。研究结果发现,即便是一支香烟,吸入体内的一氧化碳和尼古丁足可使骨胶原的生成缓慢30～40分钟。最近还有科学家证明,吸烟可减少到达骨组织中的氧,使骨组织中的氧气总量降低,而这可能是尼古丁的化学干扰所致。一方面,尼古丁会造成呼吸道炎症,妨碍机体与环境中的气体交换,使血液中的氧饱和度不足。另一方面,会使微小血管痉挛,阻止组织细胞间氧的交换。而氧的缺少可使骨骼组织不能产生足够的骨胶原,而骨胶原是形成新骨不可缺少的主要成分之一。因此,为了使骨折早日愈合,并减少痛苦,防止残疾,患者一定要戒烟。

119 骨折患者在家休养需要哪些护理?

骨折患者重者需住院治疗,轻者经医生处理后可以回家休

养。无论在医院还是在家,护理骨折患者要注意以下几点:

(1)骨折经过整复和固定以后,要特别注意观察石膏或夹板固定得是否太紧。如发现骨折部位的远端(手指或脚趾)有血运障碍,即肿胀严重或皮肤发紫,应及时请医生处理。经常检查石膏或夹板边缘的皮肤有无受压情况,如有发红或破溃,应请医生处理。

(2)骨折后应抬高患肢(用枕头垫起骨折的肢体),促进血液循环,防止过度肿胀。

(3)骨折后长期卧床的患者,应睡木板床,有利于健康;还要注意定时翻身,按摩受压的皮肤,防止发生压疮。

(4)加强功能锻炼也很重要,在身体允许的情况下尽早下床活动,不能下床的患者也要在床上做肢体的运动,以促进血液循环,有利于骨折的愈合和功能的恢复。

(5)家属要照顾好患者的饮食起居,注意加强营养,让患者常进食高蛋白、高维生素食物。

120 骨折愈合后,患者运动时需注意什么事项?

骨折患者愈合后运动锻炼的注意事项如下:

(1)无痛原则:任何功能锻炼必须保证骨折处没有疼痛,否则就是锻炼过度。

(2)自我控制、循序渐进:骨折后的功能锻炼是患者本人的主动锻炼，需循序渐进、持之以恒，不能奢望"一步到位"而让他人使劲掰动患者关节，那样非常危险，很容易掰断刚刚愈合的骨头。

（3）避免增加不良应力：功能锻炼时不能增加骨折断端的旋转、剪切、成角等不良应力。如上肢肱骨骨折内固定后不能做上举脱衣的动作，因为衣袖带着前臂旋转，就会在骨折断端产生剪切应力，导致螺钉松动、脱落等，所以功能锻炼时对旋转的控制非常重要。

（4）安全、正确的指导：只有主刀医生知道患者骨折固定牢靠的程度，从而能够正确指导患者掌握锻炼的力度，进行既安全又积极的功能锻炼。

（5）重点部位：膝关节、肩关节、肘关节、掌指关节容易僵硬，尤其需要重视，而髋关节锻炼的原则是"早活动、晚负重"。